JN089324

監修にあたって

新薬開発における直接閲覧（SDV）は症例データの信頼性を保証する上で重要な仕事であるが、開始された当初はこの受け入れについて医療機関側にかなりの抵抗感があった。しかし、今日 SDV 担当者のレベルは向上し、医療機関についても受け入れ態勢が完成され、表面的には円滑に実施されている感がある。しかし、その一方で、多くのリソースを要する業務であることに変わりはない。依頼者による「迅速かつ正確なモニタリング・監査」は医療サイドの負担を少なくするためにも必須であると思われる。これをうけ、我々は今世紀初頭の 2001 年 1 月、実務担当者の負担軽減に資するため、「カルテ精選用語集」の初版を発刊した。初版用語集は、CRA あるいは CRC（Clinical Research Coordinator）に大いに利用していただき、初版 3,000 部、そして増刷 4,000 部を発行することができた。その後、電子カルテの普及、インターネットの広がりにより、役目は終了したものと考えていたが、現場の利用者から、当初の出版元、株式会社ミット（現ハイサム技研）へ本用語集の購入依頼が見受けられるようになったため、改訂版の作成に取りかかることとした。昨今の治療方法の変化にともない、使用頻度が減少した用語もあり、あるいは新規療法に基づく用語の追記が必要と思われた。そこで今回、新たに北里大学病院臨床試験センターで臨床試験の支援業務に携わっておる協力者（佐々木善信、芳田　貢、北島浩美）と共に各領域の用語について再度、収集・検討を加えた。かなりの時間を要する作業であったが、新たに略語約 1,200 語を加え、合計 3,000 語となった。所見用語の 1,500 語、臨床現場での会話用語 200 語は初版のままである。

　また、本書のサイズは、初版と同じ、実務作業に便利なポケット版を踏襲した。

　本書は、治験関係者、カルテに記載されている用語を習得する必要性がある製薬企業等の臨床開発担当者、GCP 監査部門の方に限らず、第一線の医療従事者、更には一般的に医療関連用語を必要とする場合にも、手軽に使用できる一冊となるよう努力したつもりである。長く愛用頂ければ望外の喜びである。

2020 年 8 月

北里大学医学部附属臨床研究センター

熊谷　雄治

例

◇カルテに記載されている重要で繁用される『略語』と『所用用語』はアルファベット順に、『臨床現場での会話用語』は五十音順に記載しています。

『略語』には、主に使用される「専門領域」を略語表示しました。

　　ア：アレルギー／一般：一般／眼：眼科／血：血液／呼：呼吸器／産：産婦人科／耳：耳鼻咽喉科／循：循環器／消：消化器／小：小児科／腎：腎臓／整：整形外科／精：精神／代：代謝／内：内分泌／脳神：脳・神経／泌：泌尿器／皮：皮膚／放：放射線／麻：麻酔／免：免疫／薬：薬・調剤

◇『略語』は略語・欧文フルスペル・和訳・専門領域の順に、『所見用語』は欧文フルスペル・和訳の順に、また『臨床現場での会話用語』は会話（カタカナ表記）・欧文フルスペル・和訳の順に、それぞれ配列しています。

◇欧文中の［Ｇ］（ドイツ語）、［Ｌ］（ラテン語）、［Ｆ］（フランス語）、［Ｉ］（イタリア語）は、それぞれ原語を示しています。表示のないものは英語を示しますが、特例の場合に［Ｅ］を表示しています。

◇『略語』中、および『略語』と『所見用語』の間には、それらの必要性から、重複するものもあります。

◇用語中、言い換え・補足的説明・省略が可能な語句については、カッコで示しました。

◇英和・和英は、［ステッドマン医学大辞典　改定第４版］（メディカルビュー社）に準拠しています。

略　語

%VC	percent vital capacity	パーセント肺活量	呼
HZ	herpes zoster	帯状疱疹	一般
△IRI / △BS	insulinogenic index	インスリン原性指数	代・内
1,5-AG	1,5-anhydrog lucitol	1.5-アンヒドログルシトール	代・内
17-OHCS	17-hydroxycorticosteroid	17-ヒドロキシコルチコステロイド	一般
2,3-DPG	2,3-diphosphoglycerate	2.3-ジホスホグリセリン酸	代・内
3D-CT	three dimensional CT	三次元 CT	呼
5HT	5hydroxytryptamine	ヒドロキシトプタミン	代・内
5-ASA	5-aminosalicylic acid	5-アミノサリチル酸	消
5-DFUR	doxyfluridine	ドキシフルリジン	薬
5-FU	5-fluorouracil	5-フルオロウラシル	薬
5-HIAA	5-hydroxyindoleacetic acid	5-ヒドロキシインドール酢酸	脳神
5-HT	5-hydroxytryptamine (serotonin)	5-ヒドロキシトリプタミン(セロトニン)	脳神・ア・免
6-MP	6-mercaptopurine	6-メルカプトプリン	薬
95% CI	95% confidence interval	95% 信頼区間	代・内

4

a	anterior	前部、前方、前	一般
a	artery	動脈	一般・循
A	ascending colon	上行結腸	一般・消
A	assessment	評価、検査	一般
A	artery	動脈	一般・循
A	atrium	心房	循
A&W	alive and well	健在	一般
A&T	adenoidectomy and tonsillectomy	アデノイド切除・扁桃摘出術	耳
a.c	ante cibum [L]	食前	薬
A/G(ratio)	albumin globulin ratio	アルブミン・グロブリン比	一般
A2,IIA	aortic second sound	第2大動脈音	循
AA	aplastic anemia	再生不良性貧血	血
AA	arachidonic acid	アラキドン酸	一般
AAA	abdominal aortic aneurysm	腹部大動脈瘤	循・消
AAA	acute anxiety attack	急性不安発作	一般
AABR	automated auditory brainstem response	自動聴性脳幹反応	耳
AAD	acute aortic dissection	急性大動脈解離	外・循
AaDO₂	alveolar arterial difference of oxygen	肺胞気動脈血酸素分圧較差	呼
AaDCO₂	alveolar arterial difference of carbon dioxide	肺胞気動脈血二酸化炭素分圧較差	呼

a-ADCO₂	arterial alveolar carbon dioxide difference	動脈血肺胞気二酸化炭素分圧較差	呼
A-aDO₂	alveolar-arterial oxygen difference	肺胞気動脈血酸素分圧較差	呼
AAE	annulo aortic ectasia	大動脈弁輪拡張症	循
AAG	$a1$-acid glycoprotein	$a1$酸性糖蛋白	薬
AAI	atrial atrium-inhibited pacing	心房抑制型心房ペーシング	循
AAL	anterior axillary line	前腋窩線	一般
AAR	antigen antibody reaction	抗原抗体反応	免
AAS	aortic arch syndrome	大動脈弓症候群	循
AAV	adeno-associated virus	アデノ関連(随伴)ウイルス	一般
AB	abnormal	異常の	一般
AB	apex beat	心尖拍動	循
AB	asthmatic bronchitis	喘息性気管支炎	呼
Ab	antibody	抗体	ア・免
ab	ab [L]	全量，・・・まで	薬
A-B Gap	air-bone gap	気道骨導(聴力)差	耳
ab lib.	ad libitum [L]	適宜に，自由に	薬
ab.feb	abstante febre [L]	有熱時	薬
ABC	air way, breathing, circulation	気道、呼吸、循環	一般
ABC	aspiration biopsy cytology	穿刺吸引細胞診	外科

abd	abdomen	腹部	一般
abd	abdominal	腹部の	一般
abd X-P	abdominal x-ray photography	腹部 X 線写真	消・放
ABD,Abd	abduction	外転	整
ABE	acute bacterial endocarditis	急性細菌性心内膜炎	循
ABG	arterial blood gas	動脈血ガス	循
ABI	ankle brachial pressure index	足関節・上腕血圧比	循
ABK	arbekacin sulfate	硫酸アルベカシン (ハベカシン)	薬
ABMT	autologous bone marrow transplantation	自己骨髄移植	血
ABO	ABO blood group system	ABO 式血液型	一般
ABP	arterial blood pressure	動脈圧	一般
ABPC	aminobenzyl-penicillin	アンピシリン	薬
ABPI	ankle brachial pressure index	足関節上腕血圧比	循
ABPM	ambulatory blood pressure monitoring	自由行動下血圧測定	循
ABR	auditory brain stem response	聴性脳幹反応 (聴覚脳幹反応)	脳神・耳
abs	absolute	絶対の	一般

ABU	asymptomatic bacteriuria	無症候性細菌尿	泌
ABVD	adriamycin, bleomycin, vincristine, dacarbazine	アドリアマイシン, ブレオマイシン, ビンクリスチン, ダカルバジン (悪性リンパ腫の化学療法)	一般・薬
AC	abdominal circumference	腹囲	一般
AC	adenocarcinoma	腺癌	一般
AC	adrenal cortex	副腎皮質	一般
AC	air conduction	気導	耳
AC	allergic conjunctivitis	アレルギー性結膜炎	眼
AC	alternating current	交流	一般
AC	anterior chamber	前(眼)房	眼
AC	aortocoronary bypass	大動脈冠動脈バイパス手術	循
AC	asymptomatic carrier	無症候性キャリア	一般
A-C block	alveolar-capillary block syndrome	肺胞・毛細管ブロック症候群	呼
A-C bypass	aorto-coronary artery bypass	大動脈・冠状動脈バイパス術	循
ACA	anterior cerebral artery	前大脳動脈	一般
ACA	anterior communicating artery	前交通動脈	一般

ACA	anti-cardiolipin antibody	抗カルジオリピン抗体	ア・免
ACCR	amylase creatinine clearance ratio	アミラーゼ／クレアチニン比	一般・泌
ACD	absolute cardiac dullness	絶対的心濁音界	循
ACDK	acquired cystic disease of the kidney	後天性嚢胞腎	泌
ACE	angiotensin converting enzyme	アンギオテンシン変換酵素	呼・代・内・循
ACEI	angiotensin converting enzyme inhibitor	アンギオテンシン変換酵素阻害薬	呼・代・内・循
ACG	angiocardiography	心臓血管造影(撮影)法	循・放
ACG	apex cardiogram	心尖拍動図	呼
ACh	acetylcholine	アセチルコリン	一般
ACH	adrenocortical hormone	副腎皮質ホルモン	一般
AChE	acetylcholinesterase	アセチルコリンエステラーゼ	脳神
AChR	acetylcholine receptor	アセチルコリン受容体	一般・脳神
ACI	aortic calcification index	大動脈石灰化指数	循
ACJ	acromioclavicular joint	肩鎖関節	整

ACL	anterior cruciate ligament	前十字靭帯	整
ACL,ACLS	advanced cardiovascular life support	二次救命処置	救
ACN	acute cortical necrosis	急性(腎)皮質壊死	腎
Acom	anterior communicating artery	前交通動脈	一般・脳神
AC-P	acid phosphatase	酸性ホスファターゼ	腎・泌
ACP	acyl carrier protein	アシルキャリア蛋白(質)	代・内
ACR	albumin/creatinine ratio	アルブミン/クレアチニン比	腎・代・内
ACS	acute coronary syndrome	急性冠症候群	循
ACT	anticoagulant therapy	抗凝固療法	循
ACTH	adrenocorticotropic hormone	副腎皮質刺激ホルモン	脳神・代・内
ACV	acyclovir	アシクロビル	薬
ACVS	acute cerebrovascular syndrome	急性脳血管症候群	脳神
ACW	anti-clockwise	反時計方向	一般・循
AD	addict,drug addict,addict of drugs	常用者、常習者、薬物嗜好、麻薬常用者	一般・精
Ad	admission	入院	一般
Ad	adnexa	付属器	産

AD	Alzheimer disease	アルツハイマー病	脳神
AD	atopic dermatitis	アトピー性皮膚炎	皮
ADA	adenosine deaminase	アデノシン・デアミナーゼ	代・内
ADAS	Alzheimer's disease assessment scale	アルツハイマー病評価スケール	脳神・精
ADAS-J	Alzheimer disease assessment scale-Japanese version	日本語版アルツハイマー病評価尺度	脳神
ADD	adduction	内転	整
ADH	alcohol dehydrogenase	アルコール脱水素酵素、アルコールデヒドロゲナーゼ	薬・精
ADH	antidiuretic hormone	抗利尿ホルモン	脳神・代・内
ADHD	attention deficit hyper-activity disorder	注意欠陥多動障害	精・小
ADL	activities of daily living	日常生活動作	脳神・整
ADM	adriamycin	アドリアマイシン	薬
ADME	absorption, distribution, metabolism, excretion	吸収・分布・代謝・排泄	一般・薬
ADP	adenosine diphosphate	アデノシン二リン酸	代・内
ADPase	adenosine diphosphatase	アデノシンジホスファターゼ	一般

ADPKD	autosomal dominant polycystic kidney disease	常染色体優性多発性嚢胞腎	腎
ADR	adriamycin	アドリアマイシン	薬
ADR	adverse drug reaction	薬物有害反応	薬
AED	automated external defibrillator	自動体外式除細動器	一般
AEG	air encephalogram	気脳図（像）	放
AEP	acute eosinophilic pneumonia	急性好酸球性肺炎	呼
AER	auditory evoked response	聴覚誘発反応	耳
AF	amniotic fluid	羊水	産
AF	anteflexio [L]	前屈	整
AF	atrial flutter	心房粗動	循
Af	atrial fibrillation	心房細動	循
AF	anterior fontanel	大泉門	一般・小
AFP	α -fetoprotein	α（アルファ）フェトプロテイン（胎児性蛋白）	消
AFS	allergic fungal sinusitis	アレルギー性副鼻腔真菌症，アレルギー性真菌性副鼻腔炎	耳
AG	authorized generic	先発品と同一の後発品	薬
AG	anion gap	アニオンギャップ	代・内

Ag	antigen	抗原	免
AGA	allergic granulomatous angiitis	アレルギー性肉芽腫性血管炎	一般
AGB	atypical genital bleeding	不正性器出血	産
AGE	acute gastroenteritis	急性胃腸炎	消
agg	agglutination	凝集	免・血
AGL	acute granulocytic leukemia	急性顆粒球性白血病	血
AGML	acute gastric mucosal lesion	急性胃粘膜病変	消
AGN	acute glomerulonephritis	急性糸球体腎炎	腎・泌
AGN	agnosia	失認	脳神・精
AGS	adrenogenital syndrome	副腎性器症候群	内
AH	acute hepatitis	急性肝炎	消
AH	acute viral hepatitis	急性ウイルス(性)肝炎	消
AH block	supra-Hisian block	ヒス束上ブロック	循
AH block	atrial-His bundle block	心房ヒス束間ブロック	循
AHA	autoimmune hemolytic anemia	自己免疫性溶血性貧血	免・血
AHC	acute hemorrhagic colitis	急性出血性腸炎	消

AHC	acute hemorrhagic conjunctivitis	急性出血性結膜炎	眼
AHD	acquired heart disease	後天性心疾患	循
AHF	acute heart failure	急性心不全	循
AHF	antihemophilic factor	抗血友病因子	血
AHG	antihemophilic globulin	抗血友病グロブリン	血
AHLE	acute hemorrhagic leukoencephalitis	急性出血性白質脳炎	脳神
AI	acquired ichthyosis	後天性魚鱗癬	皮
AI	aortic insufficiency	大動脈弁閉鎖不全（症）	循
AI	apnea index	無呼吸指数	耳
AI	artificial insemination	人工授精	産
AI	atherogenic index	動脈硬化指数	腎
Ai	autopsy imaging	オートプシー・イメージング, 死亡時画像（病理）診断	一般
AIA	aspirin（induced）asthma	アスピリン（誘発）喘息	呼
AICA	anterior inferior cerebellar artery	前下小脳動脈	一般・脳神・耳
AID	artificial insemination with donor's semen	非配偶者間人工授精	産
AIE	acute infectious endocarditis	急性感染性心内膜炎	循

AIH	artificial insemination with husband's semen	配偶者間人工授精	産
AIH	autoimmune hepatitis	自己免疫性肝炎	消
AIHA	autoimmune hemolytic anemia	自己免疫性溶血性貧血	血
AIN	acute interstitial nephritis	急性間質性腎炎	腎
AIP	acute inflammatory polyradiculopathy	急性炎症性多発神経根症	脳神
AIP	acute intermittent porphyria	急性間欠性ポルフィリン症	代・内
AIP	acute interstitial pneumonia	急性間質性肺炎	呼
AIP	autoimmune pancreatitis	自己免疫性膵炎	消
AIPC	androgen-independent prostate cancer	アンドロゲン非依存性前立腺癌	泌
AISN	acute interstitial nephritis	急性間質性腎炎	腎
AIT	adoptive immunotherapy	養子免疫療法	泌
AJ	ankle jerk	アキレス(腱)反射	一般
AK	actinic keratosis	日光性角化症	皮
AK	artificial kidney	人工腎(臓)	腎
AKBR	arterial ketone body ratio	動脈血中ケトン体比	消・代・内

AKC	atopic keratoconjunctivitis	アトピー性角結膜炎	眼
AKI	acute kidney injury	急性腎障害	腎
AL	acute leukemia	急性白血病	血
ALA	antilymphocyte antibody	抗リンパ球抗体	血
Ala	alanine	アラニン	消
ALA-D	δ-aminolevulinic acid dehydratase	δアミノレブリン酸脱水素酵素	血
Alb	albumin	アルブミン	一般
alc	alcohol	アルコール	一般・薬
AICD	automatic implantable cardioverter defibrillator	植え込み型除細動器	循
Ald	aldolase	アルドラーゼ	一般・消
ALD	alcoholic liver disease	アルコール性肝障害	消
ALI	acute lung injury	急性肺外傷	呼
A-line	arterial line	動脈ライン	一般
ALL	acute lymphoblastic leukemia	急性リンパ芽球性白血病	血
ALL	acute lymphocytic leukemia (acute lymphatic leukemia)	急性リンパ性白血病	血
ALL	anterior longitudinal ligament	前縦靱帯	整
allo	allogenic	同種の	血・免

ALP	alkaline phosphatase	アルカリホスファターゼ	消
ALS	amyotrophic lateral sclerosis	筋萎縮性側索硬化症	脳神
ALS	advanced life support	二次救命処置	一般
ALT	alanine aminotransferase	アラニンアミノトランスフェラーゼ（＝ＧＰＴ）	消
AM	adrenomedullin	アドレノメジュリン	代・内
AMA	antimitochondrial antibody	抗ミトコンドリア抗体	消
AMBU-bag	air-mask bag unit	アンビューバッグ，救急蘇生バッグ	呼
AMD	age-related macular degeneration	加齢黄斑変性症	眼
AMI	acute mesenteric ischemia	急性腸間膜虚血	消
AMI	aucte myocardial infarction	急性心筋梗塞	循
AMK	amikacin sulfate	硫酸アミカシン	薬
AML	acute myeloblastic leukemia	急性骨髄芽球性白血病	血
AML	acute myelogenous (myelocytic) leukemia	急性骨髄性白血病	血
AML	anterior mitral leaflet	僧帽弁前尖	循
AMMoL	acute myelomonocytic leukemia	急性骨髄単球性白血病	血

AMoL	acute monocytic leukemia	急性単球白血病	血
AMP	adenosine monophosphate	アデノシン一リン酸	一般
AMP	amphetamine	アンフェタミン	薬
amp	amputation	切断	整
AMPC	amoxicillin	アモキシシリン	薬
AMPH・B	amphotericin B	アムホテリシンB	耳
Amy	amylase	アミラーゼ	一般・消
an	aneurysm	動脈瘤	循・脳神
AN	anorexia nervosa[L]	神経性食欲不振症	精・小
AN	acanthosis nigricans	黒色表皮腫,黒色表皮症	皮
ANA	antinuclear antibody	抗核抗体	ア・免
ANCA	antineutrophil cytoplasmic（auto）antibody	抗好中球細胞質（自己)抗体	免
ANF	antinuclear factor	抗核因子	免
ANF	atrial natriuretic factor	心房性ナトリウム利尿因子	循
Angio	angiograph	血管造影撮影法	放
ANLL	acute non-lymphocytic leukemia	急性非リンパ性白血病	血
ANOVA	analysis of variance	分散解析	一般
ANP	atrial natriuretic peptide	心房性ナトリウム利尿ホルモン（ペプチド)	循

ANS	autonomic nervous system	自律神経系	脳神
anti-GBM antibody	anti-glomerular basement membrane antibody	抗糸球体基底膜抗体	腎
Ao	aorta[L]	大動脈	循
AOBP	automated office blood pressure	自動診察室血圧	循
AOC	acute obstructive cholangitis	急性閉塞性胆管炎	消
AOM	acute otitis media	急性中耳炎	耳
AoP	aortic pressure	大動脈圧	循
AOSC	acute obstructive suppurative cholangitis	急性閉塞性化膿性胆管炎	消
AoV	aortic valve	大動脈弁	循
AP	action potential	活動電位	耳・循
AP	anaphylactoid purpura	アレルギー性紫斑病（アナフィラキシー性紫斑病）	免・皮
AP	angina pectoris[L]	狭心症	循
AP	anteroposterior	前後方向（の）	循・放
AP	anteroposterior	腹背の	一般
A-P	antero-posterior (view, projection)	前後撮影，腹背撮影	放
AP window	aortic pulmonary window	大動脈肺動脈窓	循・放

APA	aldosterone producing adenoma	アルドステロン産生腺腫	泌
APC	adenoid pharyngeal conjunctivitis	アデノイド咽頭結膜炎	耳
APC	antigen presenting cell	抗原提示細胞	免
APC	argonplasma coagulation	アルゴンプラズマ凝固法	消
APC	atrial premature contraction	心房性期外収縮	循
APD	action potential duration	活動電位持続	循
APD	anteroposterior diameter	前後径	一般
APD	automated peritoneal dialysis	自動腹膜灌流	腎・泌
APH	aphasia	失語（症）	脳神・精
APL	acute promyelocytic leukemia	急性前骨髄球性白血病	血
Aplas	aplastic anemia	再生不良性貧血	血
APN	acute pyelonephritis	急性腎盂腎炎	腎・泌
Apo	apolipoprotein	アポリポ蛋白（質）	一般
Apo	apoplexia[L], apoplexy	脳卒中	脳神
appe	appendicitis	虫垂炎	消
APRV	airway pressure release ventilation	気道圧開放換気	呼

APS	antiphospholipid antibody syndrome	抗リン脂質抗体症候群	血
APSGN	acute poststreptococcal glomerulonephritis	急性溶連菌感染後糸球体腎炎	腎・泌
APTE	acute pulmonary thrombo-embolism	急性肺血栓塞栓症	呼
APTT	activated partial thromboplastin time	活性化部分トロンボプラスチン時間	腎・泌・血
APW	aortic pulmonary window	大動脈肺動脈窓	呼
aq	aqua[L]	水、常水	薬
aq. com	aqua communis[L]	常水	薬
aq. ferv	aqua fervens[L]	熱湯	薬
AR	aldose reductase	アルドース還元酵素	代・内
AR	aortic regurgitation	大動脈弁閉鎖不全（逆流症）	循
Ara-A	adenine arabinoside (vidarabine)	アデニンアラビノシド（ビダラビン）	薬
Ara-C	cytosine arabinoside (cytarabine)	シトシンアラビノシド（シタラビン）	薬
ARAS	ascending reticular activating system	上行性網様体賦活系	一般
Arb	arbitrary unit（AU）	任意の単位	一般
ARB	angiotensin II receptor blocker	アンギオテンシンII受容体拮抗薬	腎・循
ARC	AIDS related complex	エイズ関連症候群	免

ARCD	acquired renal cystic disease	後天性嚢胞腎(疾患)	泌・腎
ARD	acute respiratory disease	急性呼吸器疾患	呼
ARDS	adult respiratory distress syndrome	成人呼吸窮迫症候群	循・消
ARF	acute renal failure	急性腎不全	腎・泌
ARF	acute respiratory failure	急性呼吸不全	呼
ARF	acute rheumatic fever	急性リウマチ熱	循・ア・免
Arg	arginine	アルギニン	消
ARI	aldose reductase inhibitor	アルドース還元酵素阻害薬	代・内
ARPKD	autosomal recessive polycystic kidney disease	常染色体劣性多発嚢胞腎症	泌・腎
art	artery	動脈	循
ART	assisted reproductive technology	生殖補助医療	産
ARVD	arrhythmogenic right ventricular dysplasia	不整脈原性右室異形成	循
AS	acoustic shadow	音響陰影	放
AS	ankylosing spondylitis	強直性脊髄炎	整
AS	aortic stenosis	大動脈弁狭窄症	循
AS	Apgar score	アプガー・スコア	産
AS	arteriosclerosis	動脈硬化症	循
AS	asymmetric	非対称性の	一般

AS attack	Adams-Stockes attack	アダムス・ストークス 発作	循
ASA	acetho salicylic acid	アセチルサリチル酸	薬
ASA 分類	American Society of Anesthesiologists	全身麻酔の術前 リスク判定分類	麻
asc Ao	ascending aorta	上行大動脈	循・放
ASCA	anti-Saccharomyces cerevisiae antibodies	抗パン酵素抗体	消
ASD	Alzheimer's senile dementia	Alzheimer 型老年 認知症	脳神・精
ASD	antistreptodornase	抗ストレプト ドルナーゼ	一般
ASD	atrial septal defect	心房中隔欠損症	循・小
ASDH	acute subdural hematoma	急性硬膜下血腫	脳神
ASH	asymmetric septal hypertrophy	非対称性心室中隔 肥厚	循
ASK	antistreptokinase	抗ストレプト キナーゼ	循・ア・免
ASLO	antistreptolysin-O	抗ストレプトリジン O抗体	循・ア・免・ 呼
ASMA	anti-smooth muscle antibody	抗平滑筋抗体	一般・免・消
ASO	arteriosclerosis obliterans	閉塞性動脈硬化症	循
ASO	antistreptolysin-O	抗ストレプトリジン O抗体	耳・ア・免

ASP	antistreptococcal polysaccharide	抗 A 群溶連菌多糖体抗体	耳・ア・免
AST	aspartate aminotransferase	アスパラギン酸アミノトランスフェラーゼ(=GOT)	消
AT	abdominal total (hysterectomy)	腹式(子宮)全摘術	婦
AT	anaerobic threshold	嫌気性作業閾値,無酸素閾値	代・内
AT	atrial techycardia	心房性頻拍	循
AT III	antithrombin III	アンチトロンビンIII	血・代・内
AT (1,2)	angiotensin type (1,2) receptor	アンジオテンシンタイプ(1.2)受容体	代・内
ATG	antihuman thymocyte globulin	抗ヒト胸腺細胞グロブリン	一般
ATI	antibody to infliximab	抗インフリキシマブ抗体	消・ア
ATL	adult T-cell leukemia	成人 T 細胞白血病	血・免
ATLA	adult T-cell leukemia antibody	成人 T 細胞白血病抗体	血・免
ATLV	adult T-ceII leukemia virus	成人 T 細胞白血病ウイルス	血・免
ATN	acute tubular necrosis	急性尿細管壊死	腎・泌
ATP	adenosine triphosphate	アデノシン三リン酸	薬

ATP	autoimmune thrombocytopenic purpura	自己免疫性血小板減少性紫斑病	血
ATPase	adenosine triphosphatase	アデノシントリホスファターゼ	一般
ATR	Achilles tendon reflex	アキレス(腱)反射	脳神・整
AU	arbitrary unit (arb)	任意の単位	一般
Au-Ag	Australia antigen	オーストラリア抗原	消
AUC	area under the blood concentration time curve (area under the curve)	血中濃度一時間曲線下面積	薬
AUR	acute urinary retention	急性尿閉	泌
Aus	Ausraumung und Auskratzung [G]	子宮内容除去術	産
AUS	abdominal ultrasonography	腹部超音波	放
auto	autologous	自己(自家)の	血・免
AV	aortic valve	大動脈弁	循
AV	arteriovenous	動静脈の	循・脳神
AV	atrioventricular	房室の	循
A-V fistula	arteriovenous fistula	動静脈瘻,A-V 瘻	呼
A-V malformation	arteriovenous malformation	動静脈奇形,A-V 奇形	呼
AV block	atrio-ventricular block	房室ブロック	循

AV junction	atrioventricular junction	房室接合（部）	循
AV node	atrioventricular node	房室結節	循
A-V shunt	arterio-venous shunt	動静脈シャント	循
AVA	aortic valve area	大動脈弁口面積	循
AVA	arteriovenous anastomosis	動静脈吻合	循
AVC	superior vena cava syndrome	上大静脈症候群	呼
AVH	acute viral hepatitis	急性ウイルス性肝炎	消
AVM	arteriovenous malformation	動静脈奇形	脳神
AVNRT	atrioventricular nodal reentrant tachycardia	房室結節リエントリ性頻拍	循
AVP	aortic valvuloplasty	大動脈弁形成術	循
AVR	aortic valve replacement	大動脈弁置換術	循
AVRI	acute viral respiratory infection	急性ウイルス性呼吸器感染	呼
AVRT	atrioventricular reciprocating tachycardia	房室回帰性頻拍	循
AVS	arteriovenous shunt	動静脈シャント（短絡路）	代・内
AVSD	atrioventricular septal defect	房室中隔欠損	循
ax,AX	axis [E]	軸	循・放

Ax	axon [E]	軸索	一般
AZA	azathioprine	アザチオプリン	薬
AZT	zidovudine	ジドブジン	薬
AZT	azidothymidine	アジドチミジン	薬
A 弁	aortic valve	大動脈弁	循

B

B	bacillus	桿菌	一般
B cell	bone marrow derived cell	B細胞、Bリンパ球	一般・免・血
B. B.	bed bathing	全身清拭	一般
b.d.	bis in die [L]	1日2回	薬
B. F	blood flow	血流量	一般
b.i.d.	bis in die [L]	1日2回	薬
B^1	ramus apicalis (apical bronchus)	肺尖枝	呼
B^{1+2}	apical posterior bronchus	肺尖後枝	呼
B_{10}	ramus dorsobasalis (posterior basal bronchus)	後肺底	呼
B^2	posterior bronchus	後(上葉)枝,(解)後上葉枝	呼
B^3	ramus (lobi superioris) ventralis (anterior bronchus)	前(上葉)枝,(解)前上葉枝	呼
B^6	superior bronchus	上(下葉)枝,(解)上―下葉枝	呼
B_7	ramus mediobasalis	内側肺底枝	呼
B^8	ramus ventrobasalis (anterior basal bronchus)	前肺底枝	呼

B⁹	lateral basal bronchus	外側肺底枝	呼
B-Ⅱ	Billroth Ⅱ operation	ビルロートⅡ法	消
BA	balloon angioplasty	バルーン血管形成術	循
Ba	barium	バリウム	放
BA	basilar artery	脳底動脈	脳神
BA	bile acid	胆汁酸	消
BA	biliary atresia	胆道閉鎖（症）	小
BA	brachial arteriography	上腕動脈造影	脳神
BA	bronchial asthma	気管支喘息	呼・小
BAC	bronchiolo-alveolar cell carcinoma	細気管支癌	呼
Bact	bacteria	バクテリア	一般
BAE	bronchial arterial embolization	気管支動脈塞栓術	呼
BAG	bronchial angiography	気管支動脈造影	呼
BAI	bronchial artery infusion	気管支動脈注入（インフュージョン）	呼
BAL	dimercaprol (British antilewisite)	ジメルカプロー（バル）	薬
BAL	bronchoalveolar lavage	気管支肺胞洗浄検査	呼
BALF	bronchoalveolar lavage fluid	気管支肺胞洗浄液	呼
BAO	basal acid output	基礎酸分泌量	消

BAP	bone alkaline phosphatase	骨型アルカリホスファターゼ	泌
BAPC	bacampicillin hydrochloride	塩酸バカンピシリン	薬
BAS	balloon atrial septostomy	バルーンカテーテルによる心房中隔欠損造設術	循
Baso	basophilic granulocyte	好塩基球	一般・血
BAT	brown adipose tissue	褐色脂肪組織	代・内
BB	bed bath	清拭,ベッドバス	一般
BB	Blutbild [G]	血液像	一般・血
BB	buffer base	緩衝塩基	一般
BBB	blood brain barrier	血液脳関門	脳神・精
BBMV	brush border membrane vesicle	刷子縁膜小胞	腎
BBT	basal body temperature	基礎体温	産
BC	bone conduction	骨導	耳
BCAA	branched-chain amino acid	分枝鎖アミノ酸	一般・消
BCC	basal cell carcinoma	基底細胞癌	皮
BCE	basal cell epithelioma	基底細胞上皮腫	皮
BCKA	branched chain keto acid	分枝ケト酸	一般
BD	behavioral disorder	行動異常,行動疾患	小・精
BD	Blutdruck [G]	血圧	一般

BE	bacterial endocarditis	細菌性心内膜炎	循
BE	barium enema	バリウム注腸, 造影注腸（法）	消・放
BE	Barrett epithelium	バレット上皮	消
BE	base excess	塩基過剰	一般
BE	below elbow	肘下（前腕）	整
BE	biological equivalence	生物学的同等性	薬
BE	bronchiectasis	気管支拡張症	呼
BEE	basal energy expenditure	基礎エネルギー消費量	一般
BEL	Beckenendlage [G]	骨盤位	産
BEMP	bleomycin, endoxan, 6 MP and predonine	ブレオマイシン, エンドキサン, 6MP, プレドニン	薬
BER	brainstem evoked respons	脳幹誘発反応, (聴性)脳幹反応	脳神
BF	biofeedback	バイオフィードバック, 生体フィードバック	一般
bFGF	basic fibroblast growth factor	塩基性線維芽細胞増殖因子	一般
BFP	basic fetoprotein	塩基性胎児蛋白	泌
BFP (R)	biological false positive (reaction)	生物学的偽陽性(反応)	ア・免・皮・産
BFR	blood flow rate	血〔液〕流量	腎
BFS	bronchofiberscope	気管支ファイバースコープ	呼

BG	biguanide	ビグアナイド剤	代・内・薬
BG	blood glucose	血糖	一般・内・代
BGA	blood gas analysis	血液ガス分析	一般
BH	body height	身長	一般
BH	birth history	出生歴	一般
BHL	bilateral hilar lymphadenopathy	両側肺門リンパ節腫脹	皮・呼・ア
BI	Billroth I operation	ビルロートⅠ法	消
bid	bis in die〔L〕	（1日2回）	一般
Bil	bilateral	両側の	一般
Bil	bilirubin	ビリルビン、胆汁色素	一般・消
BIA	bioelectric impedance analysis	バイオインピーダンス法	腎
Bi ol.	biology	生物学	一般
BIP	bronchiolar interstitial pneumonia	細気管支性間質性肺炎	呼
BJP	Bence Jones protein	ベンス ジョーンズ蛋白	ア・免
BK	bradykinin	ブラジキニン	一般
BL	body length	身長	一般
BLM	bleomycin hydrochloride	塩酸ブレオマイシン	薬
BLNAR	β -lactamase negative,ampicillin resistant Haemophilus influenzae	β - ラクタマーゼ非産生アンピシリン耐性インフルエンザ菌	耳

BLS	basic life support	一次救命処置	救
BM	basal metabolism	基礎代謝	一般
BM	bone marrow	骨髄	一般
BM	bowel movement	便通	一般
BMC	bone mineral content	骨塩量	腎
BMD	bone mineral density	骨密度	整・産
BMG	benign monoclonal gammopathy	良性クローン性免疫グロブリン異常症	血・免
BMI	body mass index	体格指数	一般
BMP	benign monoclonal proteinemia	良性M蛋白血症	血・免
BMR	basal metabolic rate	基礎代謝率	循・代・内
BMS	bare metal stent	（薬剤を塗布していない、）冠動脈ステント	循
BMT	bone narrow transplantation	骨髄移植	血
BN	bulimia nervosa	神経性過食症	代・内
BNP	brain natriuretic peptide, brain natriuretic polypeptide	脳ナトリウム利尿（ポリ）ペプチド	一般
BOA	behavioral observation audiometry	聴性行動反応聴力検査，聴性行動反応聴覚検査	耳
BOD	biological oxygen demand	生物学的酸素要求（必要）量	一般

Borr 1~4	Borrmann 1~4	ボールマン胃癌	消
		（分類）	
bp	base pair	塩基対	一般
BP	blood pressure	血圧	循
BP	bipolar disorder	双極性障害	精
BP	bullous pemphigoid	水疱性類天疱瘡	皮
BPA	balloon pulmonary angioplasty	肺動脈バルーン形成術	循
BPD	borderline personality disorder	境界人格障害	精
BPD	biparietal diameter	児頭大横径	産
BPD	bronchopulmonary dysplasia	気管支肺異形成(病)	呼
BPH	benign prostatic hypertrophy	(良性)前立腺肥大症	腎・泌
bpm	beats per minute	1 分間の心拍数	循
BPPV	benign paroxysmal positional vertigo	良性発作性頭位めまい	耳
BPV	benign positional vertigo	良性頭位性めまい	脳神
Br	breast	乳房	一般
Br	bronchitis	気管支炎	呼
BRA	brain	脳	一般
BRA	brain metastasis	脳転移	脳神
brady	bradycardia	徐脈	循
BRM	biological response modifier	免疫賦活薬	耳

BRTO	balloon occluded retrograde transveneous obliteration	バルーン閉塞逆行性静脈塞栓術	消
BS	blood serum	血清	一般
BS	blood sugar	血糖	一般・代・内
BS	bowel sounds	腸音	消
BS	bronchoscopy	気管支鏡検査	呼
BSA	body surface area	体表面積	一般
BSA	bovine serum albumin	ウシ血清アルブミン	ア・免
BSE	bovine spongiform encephalopathy	牛海綿状脳症	脳神
BSF,BUS	busulfan	ブスルファン（マブリン）	薬
BSG	blutkorperchensenkungs-geschwindigkeit	赤血球沈降速度 → ESR	一般
BSO	bilateral salpingo-oophorectomy	両側卵管卵巣摘除術	産
BSP	bromsulfophthalein	ブロムスルホフタレイン	一般
BSR	brainstem response	脳幹反応	脳神
BST	bed side teaching	ベットサイド臨床学習	一般
BT	balloon tube (Foley catheter)	膀胱留置カテーテル	腎・泌
BT	bladder tumor	膀胱腫瘍	腎・泌
BT	bleeding time	出血時間	血

BT	body temperature	体温	一般
BT	brain tumor	脳腫瘍	脳神
BT	breast tumor	乳腺腫瘍	外科
BT, BTF	blood transfusion	輸血	一般
BUN	blood urea nitrogen	血液尿素窒素	一般
BV	blood volume	(循環) 血液量	一般
BVAD	biventricular assist device	両心室補助人工心臓	循
BVM	bag valve mask	バッグ・バルブ・マスク	救
BW	birth weight	生下時体重	一般
BW	body weight	体重	一般
BW	bronchial washing	気管支洗浄	呼
Bx	biospy	生検	一般
BZD	benzodiazepine	ベンゾジアゼピン	薬

C

C	caecum[L] or cecum	盲腸	消
C	cervical	頸の, 頸椎の, 頸髄の	整
C	clearance	クリアランス	薬
C	coarse	粗大な, 荒い	呼
C	contraction	収縮	循・消・産
C	cortex	皮質	脳神・腎
C,Cys	cystein	システイン	消
C/O	complain of	訴える	一般
C/W	consistent with	と一致する	一般
C[A]T	computerized (axial) tomography	コンピュータ断層撮影(法)CT	泌・放
Ca	carcinoma	癌	一般
CA	cardiac arrest	心停止	救・一般
CA	catecholamine	カテコールアミン	一般
CA	celiac artery	腹腔動脈	呼
CA	cellulose acetate	酢酸セルロース, セルロースアセテート	腎
CA	cholic acid	コール酸	消
CA 125	carbohydrate antigen 125	糖鎖抗原125 (腫瘍マーカー)	消
CA 50	carbohydrate antigen 50	糖鎖抗原50	消
CA19-9	carbohydrate antigen 19-9	糖鎖抗原 19-9	消

CAB	combined androgen blockade	複合アンドロゲン遮断療法	泌
CABG	coronary aortic bypass graft	冠動脈大動脈吻合術	循
CaBP	calcium binding protein	カルシウム結合蛋白	腎
CAD	coronary artery disease	冠動脈疾患	循
CAG	cardio angiography	心臓血管撮影	循・放
CAG	carotid angiography	頸動脈撮影	放
CAG	coronary angiography	冠動脈造影法	循・放
CAH	chronic active hepatitis	慢性活動性肝炎	消
CAH	congenital adrenocortical hyperplasia	先天性副腎皮質過形成	泌
CAM	clarithromycin	クラリスロマイシン	薬
cAMP	cyclic adenosine monophosphate	環状アデノシン一リン酸	代・内
CAN	chronic allograft nephropathy	慢性移植腎症	腎
C-ANCA	cytoplasmic anti-neutrophil cytoplasmic antibody	細胞質性抗好中球細胞質抗体	腎
CAO	chronic airflow obstruction	慢性気流閉塞, 慢性気道閉塞	呼

CAP	chronic alcholic pancreatitis	慢性アルコール性膵炎	消
CAP	cochlear nerve compound action potential	聴神経複合活動電位	耳
ＣＡＰ	CPA,ADM,CDDP	多剤併用療法	一般・薬
CAPD	continuous ambulatory peritoneal dialysis	持続性携帯型腹膜透析	腎・泌
CART	cell-free concentrated ascites reinfusion therapy	腹水濾過濃縮再静注(法)	腎
CAS	carotid angioplasty and stenting	頚動脈血管形成術およびステント留置法	循
Cat	cataracta[L]	白内障	眼
CAT	catalase	カタラーゼ	内・代
CAVB	complete atrioventricular block	完全房室ブロック	循
CAVHF	continuous arteriovenous hemofiltration	持続的動静脈血液濾過	消
CAVI	cardio ankle vascular index	心足首血管指数	内・代
CAZ	carbamazepine	カルバマゼピン	薬
CAZ	ceftazidime	セフタジジム	薬

CBA	congenital biliary atresia	先天性胆道閉鎖症	小・消
CBC	complete blood count	全血球計算値	一般
CBD	congenital biliary dilatation	先天性胆道拡張症	小・消
CBD	common bile duct	総胆管	消
CBDCA	carboplatin	カルボプラチン	薬
CBF	cerebral blood flow	脳血流量	脳神・精
CBF	coronary blood flow	冠動脈血流量	循
CBG	capillary blood gas	毛細血管血液ガス	内・代
CBP	chronic bacterial prostatitis	慢性細菌性前立腺炎	泌
CBP	continuous blood purification	持続的血液浄化	腎
CBPC	carboxybenzyl penicillin	カルベニシリン	薬
CBR	complete bed rest	絶対安静	一般
CBZ	carbamazepine	カルバマゼピン	脳神・精・薬
C.C	carcinoma colli uteri/ cervical cancer	子宮頸癌	産
CC	chief complaint	主訴	一般
CCA	circumflex coronary artery	冠動脈回旋枝	循・放
CCA	common carotid artery	総頸動脈	一般
CCA	cortical cerebellar atrophy	皮質性小脳萎縮症	耳

CCB	calcium channel blocker	カルシウムチャネル遮断薬	泌
CCC	cholangiocellular carcinoma	胆管細胞癌	消
CCD	cortical collecting duct	腎皮質集合管	腎
CCF	carotid-cavernous fistula	頚動脈海綿洞ろう(瘻)	一般
CCK	cholecystokinin	コレシストキニン	消
CCL	cefaclor	セファクロル	薬
CCP	colitis cystica profunda	深在性嚢胞性大腸炎	消
CCPD	continuous cyclic peritoneal dialysis	持続性周期的腹膜透析,連続性周期の腹膜透析	腎
Ccr	creatinine clearance	クレアチニン・クリアランス	腎・泌
CCTA	coronary CT angiography	冠状動脈CT造影	循
CCU	cardiac care unit	心臓病診療病棟	一般
CCU	coronary care unit	冠動脈疾患集中治療室	循
CCWR	counter clock wise rotation	反時計回転	循
CD	choroidal detachment	脈絡膜剥離	眼
CD	Clostridium difficile	クロストリジウム・ディフィシル	消

CD	common duct	総胆管	一般
CD	contact dermatitis	接触性皮膚炎	皮
CD	Crohn disease	クローン病	消
CD50	medium curative dose	50%治効量, 治癒量, 治療線量	一般
CDCA	chenodeoxy-cholic acid	ケノデオキシコール酸	消・薬
CDDP	cisplatin	シスプラチン	薬
CDH	congenital disloastion of hip joint	先天性股関節脱臼	整
CDI	color doppler imaging	カラードップラー画像法・超音波検査	消
CDR	clinical dementia rating	臨床痴呆評価尺度	脳神・精
CDTR-PI	cefditoren pivoxil	セフジトレンピボキシル[メイアクト]	薬
CDX	cefadroxil	セファドロキシル[セドラール、サマセフ]	薬
CDZM	cefodizime sodium	セフォジジムナトリウム	薬
Ce	cervical esophagus	頸部食道	消
CE	cholesterol ester	コレステロールエステル	内・代
CE	contrast enhancement	造影	放
CEA	carcinoembryonic antigen	癌胎児性抗原	消

CEA	carotid nedarterectomy	頸動脈内膜切除術	循
CEI	converting enzyme inhibitor	変換酵素阻害薬	薬
CEMT-PI	cefetamet pivoxil hydrochloride	塩酸セフェタメトピボキシル	薬
CEPs	cephalosporins	セファロスポリン系	薬
CETB	ceftibuten	セフチブテン	薬
CETP	cholesterol ester transfer protein	コレステロールエステル転送蛋白	内・代
CEX	cefalexin	セファレキシン	薬
CEZ	cefazolin sodium	セファゾリンナトリウム	薬
CEZ	cefazolin	セファゾリン	薬
CF	cardiac failure	心不全	循
CF	colonofiberscopy	大腸ファイバースコープ検査	消・放
CF	complement fixation	補体結合法	ア・免
CF	complement fixation reaction	補体結合反応	耳
CF	counting finger (= numerous digitorum)	指数弁別	眼
CFA	common femoral artery	総大腿動脈	一般
CFDN	cefdinir	セフジニル	薬
CFIX	cefixime	セフィキシム	薬

CFPM	cefepime dihydrochloride	塩酸セフェピム	薬
CFPN-PI	cefcapene pivoxil hydrochloride	塩酸セフカペン ピボキシル	薬
CFS	chronic fatigue syndrome	慢性疲労症候群	一般
CFSL	cefoselis sulfate	硫酸セフォセリス	薬
CFTM-PI	cefteram pivoxil	セフテラムピボキ シル	薬
CFV	common femoral vein	総大腿静脈	循・一般
CGD	chronic granulomatous disease	慢性肉芽腫症	耳
CGL	chronic granulocytic leukemia	慢性顆粒球性白血病	血
CGM	continuous glucose monitoring	持続血糖モニター	内・代
CGN	chronic glomerulonephritis	慢性糸球体腎炎	腎・泌
CGRP	calcitonin gene-related peptide	カルシトニン遺伝 子関連ペプチド	消
CH	chronic hepatitis	慢性肝炎	消
CH_{50}	50% hemolytic unit of complement	補体50%溶血単位	一般・ア・免
CHD	common hepatic duct	総肝管	一般
CHD	congenital heart disease	先天性心疾患	循

CHD	congenital hip dislocation	先天性股関節脱臼	整・小
CHD	continuous hemodialysis	持続的血液透析	腎
CHD	coronary heart disease	冠〔状〕動脈性心疾患	循
CHDF	continuous hemodiafiltration	持続的血液濾過透析	腎
ChE	cholinesterase	コリンエステラーゼ	消
CHE	chronic hepatic encephalopathy	慢性肝性脳症	消・脳神
CHF	chronic heart failure	慢性心不全	循
CHF	congestive heart failure	うっ血性心不全	循
CHF	continuous hemofiltration	持続的血液濾過	消・泌
chol	cholesterol	コレステロール	一般
chole	cholelithiasis	胆石症	消
CHOP	cyclophosphamide/ adriamycin/ Oncovin/ prednisolone	シクロホスファミド／アドリアマシン／オンコビン／プレドニゾロンの併用療法	薬・血
chorio	chorioepithelioma	絨毛上皮腫	産
CHP	cricohyoidopexy	輪状軟骨舌骨固定術	耳
CI	cardiac index	心指数, 心係数	循
CI	cerebral infarction	脳梗塞	脳神

CL	chloride	塩素	一般
CI	color index	色素指(係)数	一般
CI	confidence interval	信頼区間	一般
Ci	curie	キュリー	放
CIA	common iliac artery	総腸骨動脈	一般
CIDP	chronic inflammatory demyelinating polyradiculoneuropathy	慢性炎症性脱髄性多発根神経症	脳神
CIH	chronic inactive hepatitis	慢性非活動性肝炎	消
Cin	inulin clearance	イヌリン・クリアランス	腎
CIN	chronic interstitial nephritis	慢性間質性腎炎	泌
CIN	cervical intraepithelial neoplasia	子宮頸部上皮内腫瘍	産
CIPD	chronic intermittent peritoneal dialysis	慢性間欠的腹膜透析	腎
CIS	carcinoma in situ[L]	上皮内癌	一般・消
CIT	conventional insulin therapy	従来型インスリン療法	内・代
Cis	Cisplatin	シスプラチン	薬
CIVII	continuous intravenous insulin infusion	持続静脈 [内] インスリン注入 [療法]	内・代
CJD	Creutzfeldt-Jakob disease	クロイツフェルトヤコブ病	脳神

CK	creatine kinase	クレアチンキナーゼ	一般・循
CK	cholecystokinin	コレシストキニン	一般
CK-BB	creatine kinase brain band	クレアチンキナーゼアイソエンザイムBB	一般
CKD	chronic kidney disease	慢性腎臓病	腎・泌
CK-MB	creatine kinase myocardial band isoenzyme	クレアチンキナーゼアイソエンザイムMB	一般・循
CK-MM	creatine kinase muscle band isoenzyme	クレアチンキナーゼアイソエンザイムMM	一般
CL	clavicle	鎖骨	整
CL	clearance	クリアランス	一般
CL	contact lens	コンタクトレンズ	眼
CL	cleft lip	口唇裂	小
CLBBB	complrete left bundle branch block	完全左脚ブロック	循
CLDM,CLM	clindamycin	クリンダマイシン	薬
CIDP	chronic inflammatory demyelinating polyneuropathy	慢性炎症性脱髄性多発ニューロパチー	脳神
CLE	cutaneous lupus erythematosus	皮膚エリテマトーデス	膠
CLEIA	chemiluminescent enzyme immunoassay	化学発光酵素免疫測定法	一般

CLIA	chemiluminescent immunoassay	化学発光免疫測定法	消
Clin	clinical	臨床の	一般
CLL	chronic lymphogenous leukemia（chronic lymphocytic leukemia）	慢性リンパ性白血病（慢性リンパ球性白血病）	血
CLP	cleft lip & palate	口唇口蓋裂	小
CM	carpometacarpal（joint）	手根中手骨間関節	整
CM	chylomicron	カイロミクロン	一般・代
CM	chylomicron	カイロミクロン，キロミクロン	内・代
CM	cochlear microphonics	蝸牛マイクロホン電位	耳
CMAP	compound muscle action potential	複合筋活動電位	呼
CMC	carpometacarpal（joint）	手根中手骨間関節	整
CMD	congenital muscular dystrophy	先天性筋ジストロフィー症	脳神・小
CME	Cefamezin	セファメジン	薬
CMG	cystometrography	膀胱内圧測定	泌
CMI	chronically mentally	慢性精神障害の	脳神
CMI	Cornell Medical Index	コーネル・メディカル・インデックス	脳神・精
CML	carboxymethyllysine	カルボキシメチルリジン	内・代

CML	chronic myelocytic leukemia	慢性骨髄性白血病	血
CMMoL	chronic myelomonocytic leukemia	慢性骨髄単球性白血病	血
CMT	Charcot-Marie-Tooth disease	シャルコー・マリー・ツース病	脳神
CMV	continuous mandatory ventilation	持続的強制換気	呼
CMV	controlled mechanical ventilation	調節機械換気（呼吸）	呼
CMV	cytomegalovirus	サイトメガロウイルス	血
CMZ	cefmetazole sodium	セフメタゾールナトリウム	薬
CNAP	chronic non-alcholic pancreatitis	慢性非アルコール性膵炎	消
CNB	core needle biopsy	針生検	一般
CNDC	chronic non-suppurative destructive cholangitis	慢性非化膿性破壊性胆管炎	消
CNI	calcineurin inhibitor	カルシニューリン阻害薬	泌
cNOS	constitutive nitric oxide synthase	構成一酸化窒素合成酵素	一般
CNP	chronic nonbacterial prostatitis	慢性非細菌性前立腺炎	泌

CNS	central nervous system	中枢神経系	脳神・精・耳
CNS	congenital nephrotic syndrome	先天性ネフローゼ症候群	小・腎・泌
CNSDC	chronic non-suppurative destructive cholangitis	慢性非化膿性破壊性胆管炎	消
CO	cardiac output	心拍出量	循
Co	cobalt	コバルト	放
CoA	coarctation of aorta	大動脈縮窄	循・小
CoA	coenzyme A	補酵素 A	一般
COD	cause of death	死因	一般
COHb	carboxyhemoglobin	一酸化炭素ヘモグロビン	一般
COI	conflict of interest	利益相反	一般
COMT	catechol-O-methyltransferase	カテコール -O- メチル転移酵素	一般
cong	congenital	先天性の	一般
conj	conjunctiva	結膜	眼・一般
const	constant	常数・定数	一般
COP	capillary osmotic pressure	毛細血管浸透圧	一般
COP	cyclophosphamide/ Oncovin/ prednisolone	シクロホスファミド／オンコビン／プレドニゾロンの併用療法	血
COPD	chronic obstructive pulmonary disease	慢性閉塞性肺疾患	循・呼

Co-Q	coenzyme Q	補酵素Q	一般・循
Cosm	osmolar clearance	浸透圧クリアランス	泌
COX	cyclooxygenase	シクロオキシゲナーゼ	一般
CP	canal paresis	半規管麻痺	耳
CP	cerebral palsy	脳性麻痺	脳神・小
CP	chloramphenicol	クロラムフェニコール	薬
CP	chlorpromazine	クロールプロマジン	薬
CP	chronic pancreatitis	慢性膵炎	消
CP	cleft palate	口蓋裂	小
CP	cor pulmonale	肺性心	循
CP angle	cerebello-pontine angle	小脳橋角部	脳神
CPA	cardiopulmonary arrest	心肺停止	一般
CPAH	paraaminohippuric acid clearance	パラアミノ馬尿酸クリアランス	腎
CPAP	continuous positive airway pressure	持続気道陽圧	呼・消
CPB	cardiopulmonary bypass	心肺バイパス	一般
CPC	clinico-pathological conference	臨床病理検討会	一般
CPD	cephalopelvic disproportion	児頭骨盤不均衡	産
CPE	chronic pulmonary emphysema	慢性肺気腫	呼
CPE	cytopathic effect	細胞変性効果	耳

CPFX	ciprofloxacin	シプロフロキサシン	薬
CPH	chronic paroxysmal hemicrania	慢性発作性片頭痛	脳神
CPIB	chlorophenolisobutyrate, clofibrate	クロフィブレート	薬
CPK-MB	creatine phosphokinase muscle and brain isoenzyme	クレアチンホスホキナーゼ MB アイソザイム	一般・循
CPN	chronic pyelonephritis	慢性腎盂腎炎	腎・泌
CPP	cerebral perfusion pressure	脳灌流圧	脳神
CPPB	continuous positive-pressure breathing	持続的陽圧呼吸	呼
CPPV	continuous positive pressure ventilation	持続陽圧換気法	呼
CPR	cardiopulmonary resuscitation	心肺(救急)蘇生法	循・呼・一般
CPR	C-peptide immunoreactivity	C-ペプチド免疫測定値, 免疫反応性Cペプチド	代・内
CPT-11	irinotecan hydrochloride	塩酸イリノテカン	薬
CPZ	cefoperazone	セフォペラゾン	薬
CR	complete remission	完全寛解	一般
Cr	creatinine	クレアチニン	一般
CR	corticosteroid resistance	副腎皮質ステロイド抵抗性	薬

CRAO	central retinal artery occlusion	網膜中心動脈閉塞症	眼
CRBBB	complete right bundle branch block	完全右脚ブロック	循
CRC	clinical research coordinator	臨床試験コーディネーター	一般
CRF	chronic renal failure	慢性腎不全	腎・泌
CRF	chronic respiratory failure	慢性呼吸不全	呼・一般
CRF	corticotropin releasing factor	副腎皮質刺激ホルモン放出因子	一般
CRL	crown-rump length	頭臀長	産
CRO	contract research organization	開発業務受託機関	治験
CRP	C-reactive protein	C反応性蛋白	消・ア・免
CRS	congenital rubella syndrome	先天(性)風疹症候群	耳・小
CRVO	central retinal vein occlusion	網膜中心静脈閉塞症	眼
CS	cervical spondylosis	頸部脊椎症	整
CS	cesarean section	帝王切開術	産
CS	clinical stage	臨床病期	一般
CS	coronary sinus	冠静脈洞	循
CS	corticosteroid	コルチコステロイド	一般
CSAS	central sleep apnea syndrome	中枢型睡眠時無呼吸症候群	呼
CSF	cerebrospinal fluid	(脳脊)髄液	脳神・小

CSF	colony stimulating factor	コロニー刺激因子	血・ア・免
CSH	chronic subdural hematoma	慢性硬膜下血腫	脳神
CSI	continuous subcutaneous infusion	持続皮下注射	一般
CSII	continuous subcutaneous insulin infusion	持続性皮下インシュリン注入法	代・内
CSM	cerebrospinal meningitis	脳脊髄膜炎	脳神
CSR	cervical spondylotic radiculopathy	頸椎症性神経根症	整
CST	contraction stress test	子宮収縮負荷テスト	産
CT	cerebral thrombosis	脳血栓	脳神
CT	cognitive therapy	認知療法	精
CT	computerized tomography	コンピュータ断層撮影	脳神・放
CTA	CT angiography	CT 血管造影法	脳神・放
CTA	CT arteriography	CT 動脈造影	脳神・放
CTCA	CT coronary angiography	CT 冠動脈造影	脳神・放
CTHA	CT during hepatic angiography	CT断層肝血管造影	脳神・放
CTM	CT myelography	CT 脊髄造影	脳神・放
CTP	cytidine triphosphate	シチジン三リン酸	内・代

CTPD	continuous tidal peritoneal dialysis	持続性腹膜透析	泌・腎
CTR	cardiothoracic ratio	心胸郭比	循・放
CTRX	ceftriaxone	セフトリアキソン	薬
CTS	carpal tunnel syndrome	手根管症候群	整
CTU	Chlamydial trachomatis urethritis	クラミジア性尿道炎	腎・泌
CTZ	chemoreceptor trigger zone	化学受容器引金帯（嘔吐中枢）	消・一般
CUR	continent urinary reservoir	禁制型代用膀胱	泌
Cut Down	cut down on vein	静脈切開	一般
CV	carcinoma ventriculi[L]	胃癌	消
CV	central vein	中心静脈	一般・循
CV	closing volume	閉鎖容積, クロージングボリューム	呼
CV	coefficient of variation	変動係数, 変異係数	一般
CVA	costovertebral angle	肋骨脊柱角	一般・腎・泌
CVA	cerebrovascular attack	脳血管発作	脳神
CVA（D）	cerebrovascular accident（disease）	脳血管障害	脳神・精
CVC	central venous catheter	中心静脈カテーテル	一般

CVD	cardiovascular disease	心臓血管病	一般・循
CVD	cerebrovascular disease	脳血管疾患	脳神
CVD	chronic venous disorder	慢性静脈疾患	循
CVD	combined valvular disease	複(連)合弁膜症	循
CVD	continuous ventricular drainage	持続脳室ドレナージ	一般・脳神
CVH	central venous hyperalimentation	中心静脈栄養	一般
CVH	cerebral ventricular hemorrhage	脳室出血	脳神
CVH	combined ventricular hypertrophy	両室肥大	循
CVP	central venous pressure	中心静脈圧	循・消
CVPl	congenital velopharyngeal incompetence	先天性鼻咽腔閉鎖機能不全症	耳
CVR	cerebral vascular resistance	脳血管抵抗	脳神
CVR	coronary vascular resistance	冠〔状〕血管抵抗	循
CVVH	continuous venovenous hemofiltration	持続的静脈血液濾過	腎

CW	crutch walkings	松葉杖歩行	整
CWP	cotton wood patch	綿花状白斑	眼
CWR	clockwise rotation	時計方向回転	循
Cx	cervix	頸管	産
CXR	chest X-ray	胸部 X 線	放
CyA	cyclosporin A	シクロスポリン A	血
cyl	cylinder	円柱レンズ	眼
CZ	central zone	前立腺中心領域, 中心領域	泌

D

D	death	死亡	一般
D	depression	うつ病	精
d	dexter[L]	右の	一般
D	diagnosis	診断	一般
D	dose[L]	服用量	薬
D&C	dilatation and curettage	頸管拡張および子宮内掻爬術	産
D&E	dilatation and evacuation	頸管拡張・子宮内容除去術	産
D/W	dextrose in water	ブドウ糖水溶液	薬
DA	degenerative arthritis	変形性関節炎(症)	整
DA	dopamine (hydrochloride)	ドパミン	薬
DAA	dissecting aortic aneurysm	解離性大動脈瘤	循
DAD	diffuse alveolar damage	びまん性肺胞傷害	呼
DAN	diabetic autonomic neuropathy	糖尿病[性]自律神経障害	内・代
DAP	diabetes-associated peptide	糖尿病関連ペプチド	内・代
dB	decibel	デシベル	耳
DB	direct bilirubin	直接型ビリルビン	消
DBP	diastolic blood pressure	拡張期血圧	一般
DBT	deep body temperature	深部体温測定	一般

DBT	double blind test (trial)	二重盲検法	一般
DC	descending colon	下行結腸	一般
DC	direct current shock	直流徐細動	一般
DC	discharge	退院、分泌物	一般
DC	dressing change	包帯交換	一般・整
DCA	directional coronary atherectomy	冠動脈アテローム切除術	循
DCG	Doppler cardiogrphy	ドプラ心エコー法、Doppler カルジオグラフィー	循
DCH	delayed cutaneous hypersensitivity	遅延型皮膚過敏症	皮
DCIS	ductal carcinoma in situ	腺管上皮内癌	一般
DCM	dilated cardio myopathy	拡張型心筋症	循
DCT	direct Coombs test	直接クームス試験	一般・ア・免
DCT	distal (convoluted) tubule	遠位（曲）尿細管	腎・泌
DCT	dynamic CT	ダイナミックＣＴ	放射
DD,DDx	differential diagnosis	鑑別診断	一般
DDAVP	deamino-D-arginine vasopressm	デスモプレシン	腎
DDB	deep dermal burn	深達性Ⅱ度熱傷	皮

DDLT	cadaveric liver transplantation,	脳死肝移植	消
	deceased donor liver transplantation	死亡者のドナー肝移植	
DDR	diastolic descent rate	拡張期後退速度	循
DDS	drug delivery system	薬物輸送システム 薬物送達法	薬
Derm（a）	dermatology	皮膚科学	一般
DES	diethylstilbestrol	ジエチルスチルベストロール	薬
DES	diffuse esophageal spasm	汎発性食道痙攣	消
descAo	descending aorta	下行大動脈	一般・循・放
Dex	dexamethasone	デキサメタゾン	薬・代・内
dex	dextro[L]	右の	一般
DEXA	dual energy X-ray absorptiometry	2重エネルギー X線吸収測定法	放射
DF	defibrillation	除細動	一般
DF	digital fluorography	デジタル透視撮影（法）	呼
DFPP	double filtration plasmapheresis	二重濾過血漿交換療法	腎
DFT	defibrillation threshold	除細動閾値	循
D-G	Duodenalgeschwur[G]	十二指腸潰瘍	消
DH	developmental history	発育歴	小

DHA, DHEA	dehydroepiandrosterone	デヒドロエピアンドロステロン	薬
DHD	daily hemodialysis	連日血液透析	腎
DHF	dengue hemorrhagic fever	デング出血熱	感
DHP	direct hemoperfusion	直接血液流, 直接血液吸積	腎
DHT	5 α dihydrotestosterone	5 α ジヒドロテストステロン	薬・泌
DI	diabetes insipidus	尿崩症	脳神・代・内
DI	drip infusion	点滴	薬
DI	drug information	医薬品情報	一般
Diag	diagnosis	診断	一般
DIC	disseminated intravascular coagulation	播種性血管内凝固 (症候群)	循・消・腎・泌・産
DIC	drip infusion cholecystography	点滴静注胆道 (胆嚢) 造影	消・放
DIHS	drug-induced hypersensitivity syndrome	薬剤過敏性症候群	薬
DIP	drip infusion pyelography	点滴静注腎盂造影	腎・泌・放
DIP,DIP J	distal interphalangeal joint	遠位指節間関節	整
dis	disease	疾病	一般
dis,disc	discharge	退院	一般

DIV	drip infusion in vein	点滴静脈注射	一般
div.	divide[L]	分割せよ	薬
DKA	diabetic ketoacidosis	糖尿病ケトアシドーシス	代・内
DKB	dideoxykanamycin-B	ジデオキシカナマイシンB（硫酸ジベカシン）	薬
DL	lung diffusing capacity	肺拡散能力	呼
DLB	dementia with Lewy bodies	レビー小体型認知症	脳神
DLCO	diffusing capacity of lung for carbon monoxide	一酸化炭素肺拡散能	一般
DLE	disoid lupus erythematosus	円板状エリステマトーデス	ア・免・皮
DLO₂	oxygen diffusing capacity	酸素拡散能［力］	呼
DLST	lymphocyte stimulation test by drug	薬剤によるリンパ球幼若化試験、リンパ球刺激試験	一般
DM	data Management	データマネジメント	一般
DM	Daunomycin	ダウノマイシン	薬
DM	dermatomyositis	皮膚筋炎	ア・免・皮
DM	diabetes mellitus	糖尿病	代・内
DM	diastolic murmur	拡張期雑音	循

DMARD	disease modifying antirheumatic drugs	疾患修飾性抗リウマチ薬	ア・免・薬
DMAT	disaster medical assistance team	災害派遣医療チーム	一般
DMD	Duchenne muscular dystrophy	Duchenne 型筋ジストロフィー	小
DN	diabetic neuropathy	糖尿病[性]ニューロパチー, 糖尿病[性]神経障害	内・代
DNA	deoxyribonucleic acid	デオキシリボ核酸	一般
DNAR	do not attempt resuscitation	心肺蘇生禁止	一般
DNCB (test)	dinitrochlorobenzene (test)	ジニトロクロロベンゼン(感作試験)	皮
DNCV	dorsal nerve conduction velocity	陰茎背神経伝導速度, 背神経伝導速度	泌
DNR	do not resuscitate	蘇生を行わない	一般
do.	ditto[L]	同上の	一般・薬
DOA	date of admission	入院日	一般
DOA	dead on arrival	来院時死亡	一般
DOA	dopamine hydrochloride	(塩酸)ドパミン	薬
DOB	dobutamin (hydrochloride)	(塩酸)ドブタミン	薬
DOC	deoxycorticosterone	デオキシコルチコステロン	薬

DOCA	deoxycorticosterone acetate	酢酸デオキシコルチコステロン	薬
DOE	dyspnea on exertion	労作時呼吸困難	呼・循
DOPA	3,4-dihyroxyphenyl alanine	ドーパ（ジヒドロキシフェニルアラニン）	一般
DOXY	doxycline hydrochloride	塩酸ドキシサイクリン	薬
DPA	dorsalis pedis artery	足背動脈	一般
DPB	diffuse panbronchiolitis	びまん性汎細気管支炎	呼
DPC	Diagnosis Procedure Combination	診断群分類	一般
DPGN	diffuse proliferative glomerulonephritis	びまん性増殖性糸球体腎炎	腎
DPH	diphenylhydantoin	ジフェニルヒダントイン	薬
DPI	drypowder inhaler	ドライパウダー吸入器	耳
DPT	diphtheria,pertussis,and tetanus vaccine	ジフテリア・百日咳・破傷風混合ワクチン	小・薬
DR	diabetic retinopathy	糖尿病網膜症	代・内
DR	digital radiography	デジタルラジオグラフィ	呼
Dr	doctor	医者	一般
DRE	digital rectal examination	直腸指診(前立腺)	一般・泌
DS	dry syrup	ドライシロップ	薬

DSA	digital subtraction angiography	デジタルサブトラクション血管造影法	循・脳神・放
DSPS	delayed sleep phase syndrome	睡眠相遅延症候群	脳神・精
DSS	detrusor sphincter dyssynergia	排尿筋・括約筋協調不全	泌
DST	dexamethasone suppression test	デキサメサゾン抑制試験	内
DST	donor specific transfusion	ドナー特異的輸血,提供者特異的輸血	泌
DSU	Drug Safety Update	医薬品安全対策情報	一般
DT	delirium tremens (L)	振戦せん妄	脳神・精
DTH	delayed (type) hypersensitivity	遅延型過敏反応	呼
DTR	deep tendon reflex	深部腱反射	脳神・整
DU	duodenal ulcer	十二指腸潰瘍	消
DUB	dysfunctional uterine bleeding	機能障害性子宮出血	婦
DV	domestic violence	家庭内暴力	一般
DV	dorsoventral	背腹方向の	一般
DVR	double valve replacement	二弁置換術	循
DVT	deep venous thrombosis	深部静脈血栓症	循
DW	distilled water	蒸溜水	薬
Dx	diagnosis	診断	一般
DZP	diazepam	ジアゼパム	薬

E

E	epinephrine	エピネフリン	代・内・薬
E coli	Escherichia coli	大腸菌	一般
E1	estrone	エストロン	代・内・産
E2	estradiol	エストラジオール	代・内・産
E3	estriol	エストリオール	代・内・産
EA	effort angina	労作性狭心症	循
EAC	external auditory canal	外耳道	耳
EAP	effort angina pectoris	労作性狭心症	循
EBD	endoscopic biliary drainage	内視鏡下胆道ドレナージ	消
EBM	evidence-based medicine	根拠に基づく医学	一般
EBRT	external beam radiotherapy	外照射療法	代
EBUS	endobronchial ultrasonography	気管支腔内超音波検査法	呼
EBV	Epstein-Barr virus	エプスタインバーウイルス（EBウイルス）	一般
EC	endometrial carcinoma	子宮内膜癌	婦
E-C coupling	excitation-contraction coupling	興奮収縮連関	循
E-C junction	esophagocardiac junction	食道胃噴門接合部	消

ECA	external carotid artery	外頸動脈	脳神
ECCE	extracapsular cataract extraction	白内障嚢外摘出術	眼
ECD	endocardial cushion defect	心内膜床欠損症	小・循
ECF	extracelluar fluid	細胞外液	腎・泌・一般
ECF	eosinophil chemotactic factor	好酸球化学走(化)性（遊走）因子	呼
ECG	electrocardiogram	心電図	循
ECGF	endothelial cell growth factor	内皮細胞成長（増殖）因子	内・代
Echo	echography	超音波検査	一般
ECJ	esophago-columnar-junction	食道胃粘膜境界部	消
ECL cell	enterochromaffin like cell	エンテロクロマフィン様細胞	消
ECM	extracellular matrix	細胞外基質, 細胞外マトリックス	泌
ECM	external cardiac massage	非開胸心マッサージ体外心(臓)マッサージ	循・救
ECMO	extracorporeal membrane oxygenator	体外模型人工肺	一般
ECPR	extracorporeal cardio-pulmonary resuscitation	体外循環による心肺蘇生法	救

ECRA	extracorporeal respiratory assistant	体外補助呼吸装置	呼
ECT	electroconvulsive therapy	電気けいれん療法	循
ECT	emission computed tomography	放射型コンピュータ断層撮影法	放
ECUM	extracorporeal ultrafiltration	体外限外濾過法	腎・泌
ED	eating disorder (s)	摂食障害	精神
ED	elemental diet	成分栄養	一般・消
ED	erectile dysfunction	勃起不全	泌
ED	eye drop	点眼液	眼
ED50	mean (median) effective dose	50% 有効量	薬
EDC	estimated date of confinement	分娩予定日	産
EDH	eqidural hematoma	硬膜外血腫	脳神
EDP	end-diastolic pressure	拡張終(末)期圧	一般・呼
EDRF	endothelium derived relaxing factor	血管内皮由来弛緩因子	一般・循・消
EDTA	ethylenediamine tetraacetate	エチレンジアミン四酢酸	薬
EDV	end-diastolic ventricular volume	拡張末期心室容量	循
EDV	end-diastolic volume	拡張終(末)期容積	一般・呼
EEG	electroencephalogram	脳波, 脳波検査	脳神・精・小

EEM	erythema exudativum multiforme	多形滲出性紅斑	
EF	ejection fraction	駆出率	循
EG cell	enteroglucagon cell	EG 細胞	消
E-G junction	esophago-gastric junction	食道胃接合部	呼
EGD	esophagogastroduodenoscopy	上部消化管内視鏡検査	消
EGFR	epidermal growth factor receptor	上皮成長因子受容体	消
eGFR	estimated glomerular filtration rate	推算 GFR, 推算糸球体濾過率	腎
EGG	electrogastrogram	胃筋電図	消
EGG	electroglottography	電気声門図	耳
EH	enteral hyperalimentation	経腸高カロリー栄養	消
EHO	extrahepatic portal obstruction	肝外門脈閉塞症	消
EHT	essential hypertension	本態性高血圧症	循
EIA	enzyme immunoassay	酵素免疫測定法	一般
EIA	exercise induced anaphylaxis	運動誘発性アナフィラキシー	一般
EIA	exercise induced asthma	運動誘発性喘息	呼
EIA	external iliac artery	外腸骨動脈	一般
EIS	endoscopic injection sclerotherapy	内視鏡的食道静脈瘤硬化療法	消

EIV	external iliac vein	外腸骨静脈	一般
EJ	elbow jerks	肘反射	整・脳神
EKC	epidemic keratoconjunctivitis	流行性角結膜炎	眼
EKG	Electrokardiogramm [G]	心電図	循
ELISA	enzyme-linked immunosorbent assay	酵素結合免疫吸着測定法	ア・免
EM	endometriosis	子宮内膜症	産
EM	enythromycin	エリスロマイシン	薬
EMCA	endometrial carcinoma	子宮内膜癌	産
EMG	electromyogram	筋電図	脳神・整
EML	extracorporeal microexplosive lithotripsy	体外的微小発破砕石術	泌
EMR	endoscopic mucosal dissection	内視鏡的粘膜切除術	消
EMR	electronic medical record	電子カルテ	一般
EN	enteral nutrition	経腸栄養(経管栄養)	消・一般
EN	erythima nodosum[L]	結節性紅斑	皮
ENBD	endoscopic nasobiliary drainage、(NBD) ,bilionasal drainage,transnasal biliary catheterization, nasobiliarydrainage	内視鏡の経鼻胆管ドレナージ	消

ENG	electronystagmogram	電気眼振図	脳神
ENoG	electroneurography	神経電図検査法	耳
ENT	ear,nose,throat	耳，鼻，咽喉	耳・一般
Ent	Entlassen[G]	退院	一般
ENX	enoxacin	エノキサシン	薬
Eo	eosinophile	好酸球	血
EOG	electro-oculogram	眼球電位図	脳神・眼
EOG	electro-olfactogram	嗅(覚)電(位)図	脳神
EOG	ethylene oxide gas	エチレンオキサイド ガス	一般
Eos	eosinophile	好酸球	血
EP	ectopic pregnancy	子宮外妊娠	産
Ep, Epi	epilepsy	てんかん	脳神・精
Ep, Epid	epidural anesthesia	硬膜外麻酔	麻
EPA	eicosapentaenoic acid	エイコサペンタエン酸	薬
EPBD	endoscopic papillary balloon dilation	内視鏡的乳頭 バルーン拡張術	消
EPCG	endoscopic pancreato- cholangiography	内視鏡的膵胆管造影 (撮影)	消
epi	epidural anesthesia	硬膜外麻酔	一般
EPO	erythropoietin	エリスロポエチン	薬・腎
EPP	erythropoietic protoporphyria	骨髄性プロトポル フィリン症	消
EPS	electrophysiological study	電気生理学的検査	循
EPS	expressed prostatic secretion	前立腺圧出液	泌

EPS	extrapyramidal syndrome	錐体外路症候群	脳神・精
EPT	endoscopic papillotomy	内視鏡的乳頭切開術	消
EPX	eosinophil protein X	好酸球蛋白 X	耳
EQ	energy quotient	エネルギー指数	一般
E R	external rotation	外旋	整
ER	emergency room	救急救命室	救
ER	endoplasmic reticulum	小胞体	一般
ER	estrogen receptor	エストロゲン受容体	内・代・婦
ERB	essential renal bleeding	特発性腎出血 （本態性腎出血）	腎
ERBD	endoscopic retrograde biliary drainage	内視鏡検査下逆行性 胆道ドレナージ	消
ERBF	effective renal blood flow	有効腎血流量	腎
ERCP	endoscopic rethrograde cholangio-pancreatography	内視鏡的逆行性 膵胆管造影	消・放
ERG	electroretinogram	網膜電位図, 網膜 電図	眼
ERP	endoscopic retrograde pancreatography	内視鏡的逆行性 膵管造影法	消
ERT	estrogen replacement therapy	エストロゲン補充 療法	産
ES, EST	electroshock therapy	電気ショック療法, 電気衝撃療法	精

ESBL	extended spectrum β-lactamase	基質特異性拡張型βラクタマーゼ	膠・感
ESD	endoscopic submucosal dissection	内視鏡的粘膜下層剥離術	消
Eso	esophagus	食道	消
ESP	end-systolic pressure	収縮終(末)期圧	一般・呼
ESR	erythrocyte sedimentation rate	赤血球沈降速度	一般
ESRF	end-stage renal failure	末期腎不全	腎
EST	endoscopic sphincterotomy	内視鏡的乳頭括約筋切開術	消
ESV	end-systolic volume	収縮終(末)期容積(量)	一般・呼
ESWL	extracorporeal shock wave lithotripsy	体外衝撃波結石破砕療法	腎・泌・消
ET	ejection time	駆出時間	循
ET	endothelin	エンドセリン	循
ET	endotoxin	エンドトキシン	一般
ET	esotropia	内斜視	眼
ET tube	endotracheal tube	気管内挿管チューブ	一般
ETCO$_2$	end-tidal carbon dioxide	呼気終末二酸化炭素濃度	呼
ETT	eye tracking test	視標追跡検査	耳
EUP	extrauterine pregnancy	子宮外妊娠	産
EUS	endoscopic ultrasonography	超音波内視鏡	消

EV	esophageal varices	食道静脈瘤	消
EVC	expiratory vital capacity	呼気肺活量	一般・呼
EVL	endoscopic variceal ligation	内視鏡的静脈瘤結紮術	外
ex	exercise	運動, 訓練	整
exp	expiration	呼気	呼
ext	extension	伸展	整
ext	extensor	伸筋	整
ext	external	外部の	一般
Extr	extractum[L]	エキス	薬

F

f	frequency	回数・周波数	一般
F	femal	女性(の), 雌(の)	一般
F	Fahrenheit'	華氏	一般
F, Fr	French	フレンチ(カテーテルのサイズ)	一般
F/U	follow up	経過観察	一般
FA	fluorescentantibody technique	蛍光抗体法	耳
FA	femoral artery	大腿動脈	一般
Fab	antigen binding fragment	抗原結合フラグメント	ア・免
FAB	French-American-British (classification)	FAB(分類)	一般
FABP	fatty acid binding protein	脂肪酸結合蛋白(質)	内・代
FAD	familial Alzheimer disease	家族性アルツハイマー病	脳神・精
FAD	flavin adenine dinucleotide	フラビンアデニンジヌクレオチド	一般
FAG	fluorescein angiography	フルオレセイン蛍光造影法	代
FAP	familial adenomatous polyposis	家族性大腸腺腫	消
FAP	familial amyloid polyneuropathy	家族性アミロイド多発ニューロパチー	内

FAP	functional abdominal pain syndrome	機能性腹痛症候群	消
FAS	fetal alcohol symdrome	胎児アルコール症候群	産
FBG	fasting blood glucose	空腹時血糖	一般・代・内
FBS	fasting blood sugar（level）	空腹時血糖（値）	代・内
Fc	crystallizable fragment	結晶化フラグメント Fc フラグメント	免
FCA	fecal chymotrypsin activity	糞中キモトリプシン活性	消
FCA	Freund complete adjuvant	フロイント完全アジュバント	免
FD	forced diuresis	強制利尿	一般
FD	functional dyspepsia	機能性ディスペプシア	消
FDA	Food and Drug Administration	（米国）食品医薬品局	一般
FDL	flexible double lumen catheter	柔軟性ダブルルーメンカテーテル	腎
FDL	flexor digitorum longus	長指屈筋	整
FDP	fibrin and fibrinogen degradation products	フィブリン体分解産物	一般
FDP	flexor digitorum profundus	深指屈筋	整
Fds	fundus[L]	眼底	脳神・眼

FDS	flexor digitorum superficialis	浅指屈筋	整
FDV	first desire to void	初発尿意	泌
Fe	Iron, ferrum[L]	鉄	一般
FEC	forced expiratory capacity	努力性呼気肺活量	呼・一般
FEF	forced expiratory flow	努力性呼気流量	呼
FEF	frontal eye field	前頭眼野	脳神
FEF25-75%	forced expiratory flow 25-75%	最大呼気中間流量	呼
FEK	fractional excretion of potassium	カリウム排泄分画 カリウム排泄率	腎・泌
FENa	factional excretion of filtered sodium	尿中ナトリウム 排泄率	腎・泌
FEV	forced expiratory volume	努力性肺活量	循・呼
FEV$_{1.0}$	forced expiratory volume in one second	1秒量	一般・呼
FEV1.0%	Ist second forced expiratory volume rate	1秒率	呼
FF	filtration fraction	（糸球体）濾過率	腎・泌
FFA	free fatty acid	遊離脂肪酸	代・内・一般
FFP	fresh frozen plasma	新鮮凍結血漿	一般
FFR	frequency-following response	周波数追随反応	耳

FGF	fibroblast growth factor	線維芽細胞増殖因子	泌
FGIDs	functional gastrointestinal disorders	消化管機能異常症 機能性胃腸障害	消
FGN	focal glomerulonephritis	巣状糸球体腎炎	腎
FGS	fiber gastroscope	胃ファイバー スコープ	消
FGS	focal glomerulosclerosis	巣状糸球体硬化症	腎・泌
FH	familial hypercholesterolemia	家族性高コレステ ロール血症	代・内
FH	family history	家族歴	一般
FHF	fulminant hepatic failure	劇症肝不全	消
FHL	flexor hallucis longus	長母趾屈筋	整
FHR	fetal heart rate	胎児性心拍数	産
FIH（FIM）	First in Human (First in Man)	ヒトへ初めて投与 を行う試験	治験
FIM	functional independence measure	機能的自立度評価法	一般
FiO_2	fraction of inspired oxygen	吸入ガス中の酸素 濃度（分画）	呼
FITC	fluorescein isothiocyanate	イソシアン酸フル オレセイン	一般

FIV	forced inspiratory volume	努力吸気肺気量	呼
fl	flexion	屈曲	整
FMD	fibromuscular dysplasia	線維筋性異形成症	腎・循
FMD	flow mediated dilatation	血流依存性血管拡張反応	内・代
FMF	familial Mediterranean fever	家族性地中海熱	感染
FMOX	flomoxe sodium	フロモキセフナトリウム	薬
fMRI	functional MRI	機能的磁気共鳴	薬
FN	false negative	偽陰性	一般
FN	facial nerve	顔面神経	脳神
FNAC	fine needle aspiration cytology	穿刺吸引細胞診	検査
FNH	focal nodular hyperplasia	限局性結節性過形成	消
FOB	fecal occult blood	便潜血	消
FOD	fronto-occipital diameter	児頭前後径	産
FOLFOX	folinic acid, fluorouracil, oxaliplatin	フォリン酸・FOLFOX フルオロウラシル・オキサリフラチンの3剤による癌化学療法	薬

FOM	fosfomycin sodium	ホスホマイシン ナトリウム	薬
FP	facial（nerve）palsy	顔面神経麻痺	脳神
FP	false positive	偽陽性	一般
FP	frontoparietal	前頭頭頂の	産
FPB	flexor pollicis brevis	短母指屈筋	整
FPD	feto-pelvic disproportion	胎児性骨盤不均衡	産
FPG	fasting plasma glucose	空腹時血糖（値）	代・内
FPL	flexor pollicis longus	長母指屈筋	整
FPLN	focal proliferative lupus nephritis	巣状増殖型ループス 腎炎	腎
FR	filtration rate	濾過率	一般
Fr	French size	フレンチサイズ	一般
FRA	functional residual air	機能（的）残気	呼
FRC	functional residual capacity	機能的残気量	呼
FRM	fradiomycin sulfate	硫酸フラジオ マイシン	薬
FS	fractional shortening	短縮率	循
FSH	follicle-stimulating hormon	卵胞刺激ホルモン	脳神・産
FT₃	free triiodothyronine	遊離トリヨード サイロニン	内
FT₄	free thyroxine	遊離チロキシン	内

FUO	fever of unknown origin	原因不明熱	一般
FVC	forced vital capacity	努力性肺活量	呼
FWB	full weight bearing	全荷重負荷	整
Fx	fracture	骨折	整

G

g	gram	グラム	一般
G	gauge	ゲージ	一般
G	gravity	重力	一般
G	gravida [L]	妊娠歴	産
G,Gly	glycine	グリシン	消
G[C]K	glucokinase	グルコキナーゼ	内・代
G6P	glucose-6-phosphate	グルコース6リン酸	一般
G6PD	glucose-6-phosphate dehydrogenase	グルコース6リン酸脱水素酵素	一般
GA	glycated albumin,glycoalbumin	糖化アルブミン,グリコアルブミン	内・代
GABA	γ -aminobutyric acid	γ-アミノ酪酸	薬
GAD	glutamic acid decarboxylase	グルタミン酸脱炭酸酵素	一般
GALT	gut-associated lymphoid tissue	消化管関連リンパ系組織	消
GAP	glyceraldehyde phosphate	グリセルアルデヒドリン酸	内・代
Garg	gargarisma [L]	含嗽剤	薬
GAS	general adaptation syndrome	汎適応症候群	一般
GAVE	gastric antral vascular ectasia	胃前庭部毛細血管拡張症	消
GB	gallbladder	胆嚢	消
GBK	Gallen Blasen Karzinom [G]	胆嚢癌	消

GBM	glomerular basement membrane	糸球体基底膜	内・代
GBS	gallbladder stone	胆嚢結石	消
GBS	group B streptococcus	B群レンサ球菌	一般
GBS	Guillain-Barresches Syndrom [G]	ギラン・バレー症候群	脳神
GC	glucocorticoid	グルココルチコイド 糖質コルチコイド	内・代
GCP	good clinical practice	医薬品の臨床試験の 実施に関する基準	治験
GCS	Glasgow Coma Scale	グラスゴー昏睡尺度 (スケール)	一般
G-CSF	granulocyte-colony stimulating factor	顆粒球コロニー 刺激因子	一般
Gd	gadolinium	ガドリニウム	消
GDH	glucose dehydrogenase	グルコース脱水素 酵素	内・代
GDM	gestational diabetes mellitus	妊娠糖尿病	内・代
GDP	gastroduodenal pylorus	胃十二指腸幽門	消
GDP	guanosine diphosphate	グアノシンニリン酸	内・代
GE	generic drug	ジェネリック医薬品 後発医薬品	薬
GE	glycerin enema	グリセリン浣腸	薬

G-E junction	gastroesophageal junction	胃食道接合部	消
GEA	gastro-epiploic artery	胃大網動脈	消
GER	gastro-esophageal reflux	胃食道逆流	消
GERD	gastro-esophageal reflux disease	胃食道逆流症	消
GF	gastro-fiberscope	胃ファイバースコープ	消
GF	growth factor	成長因子	一般
GFR	glomerular filtration rate	糸球体濾過値(率)	腎・泌
GGM	glucose-galactose malabsorption	グルコース・ガラクトース吸収不全症（不良症）	内・代
GGO	ground glass opacity	すりガラス陰影	呼
GH	growth hormone	成長ホルモン	脳神・内・小
GHb	glycated hemoglobin, glycohemoglobin	グリコヘモグロビン 糖化ヘモグロビン	内・代
GHD	growth hormone deficiency	成長ホルモン欠乏症	小
GHRH	growth hormone-releasinghormone	成長ホルモン放出ホルモン	小
GI	gastrointestinal	胃腸の	消
GI	gastrointestinal tract	消化管，胃腸管	消
GI	glucagon-insulin therapy	グルカゴン・インスリン療法	消

GI	glucose intolerance	ブドウ糖耐性, 耐糖性	代・内
GI	glycemic index	血糖上昇係数(指数), グライセミックインデックス	内・代
GI	growth inhibiting	成長(発育)抑制の	小
GI tract	gastrointestinal tract	胃腸管	消
GIB	gastrointestinal bleeding	消化管出血	消
GIF	gastrointestinal fiberscope	消化管ファイバースコープ	消
GIFT	gamate intrafallopian transfer	配偶子卵管内移植	産
GIH	gastrointestinal hemorrhage	胃腸(消化管)出血	消
GIH	gastrointestinal hormone	消化管ホルモン	消
GIH	growth hormone release inhibiting hormone	成長ホルモン分泌抑制ホルモン	内・代
GIMT	gastrointestinal mesenchymal tumor	消化管間葉系腫瘍	消
GIP	gastric inhibitory peptide	胃酸分泌阻止（抑制）ペプチド	消
GIP	glucose-dependent insulinotropic polypeptide	グルコース依存性インスリン分泌刺激ポリペプチド	消

GIST	gastointestinal stromal tumors	消化管間質腫瘍	消
GL	glaucoma	緑内障	眼
GLA	galactosidase A	ガラクトシダーゼ A	内・代
GIK	glucose, insulin, potassium	グルコース・インスリン・カリウム(療法)	薬
GLP	glucagon-like peptide	グルカゴン様ペプチド	消
GLP	Good Laboratory Practice	医薬品安全性試験実施基準	治験
Glu	glucose	ブドウ糖	一般・薬
Glu	glutamine	グルタミン	消
GLUT	glucose transporter	糖輸送担体	薬
GM	gentamicin sulfate	硫酸ゲンタマイシン	薬
GM	grand mal [L] [F]	大発作	脳神・精・小
GM counter	Geiger-Mueller counter (tube)	GM (ガイガーミューラー) 計数管	呼
	granulocyte-macrophagecolony-stimulating factor	顆粒球マクロファージコロニー刺激因子	耳
GMP	guanosine monophosphate	グアノシン一リン酸	一般
GMP	good manufacturing practice	医薬品の製造管理および品質管理に関する基準	治験
GN	glomerulonephritis	糸球体腎炎	腎・泌

GNB	gram-negative bacillus	グラム陰性桿菌	一般
GNC	gram-negative coccus	グラム陰性球菌	一般
GNR	gram-negative rod	グラム陰性桿菌	一般
GnRH	gonadotropin releasing hormone	性腺刺激ホルモン放出ホルモン	泌
GNS	gram-negative sepsis	グラム陰性敗血症	一般
GO	gas-oxygen	笑気・酸素麻酔	麻
GOD	glucose oxidase	グルコース酸化酵素	一般
GOE	gas-oxygen-ethrane	笑気・酸素・エトレン麻酔	麻
GOF	gas-oxygen-fluothane	笑気・酸素・フローセン麻酔	麻
GOI	gas-oxygen-isoflurane	笑気・酸素・インフルレン麻酔	麻
Gono	gonorrhea	淋病	泌
GOS	gas-oxygen-sevoflurane	笑気・酸素・セボフルレン麻酔	麻
GOT	glutamic-oxaloacetic transaminase	グルタミン酸オキサロ酢酸トランスアミナーゼ（= AST）	一般
GP	gastroplasty	胃形成術	消
GP	general paresis	進行性麻痺	脳神
GP	general practitioner	一般医，一般開業医	一般
GP	globus pallidus	淡蒼球	一般
GP	glycoprotein	糖蛋白	一般
GP	grasping power	握力	整

GPB	gram-positive bacillus	グラム陽性桿菌	一般
GPC	gastric parietal cell	〔胃〕壁細胞	消
GPC	gram-positive coccus	グラム陽性球菌	一般
GPP	generalized pustular psoriasis	汎発性膿疱性乾癬	皮
GPSP	Good Post-marketing Study Practic	医薬品の製造販売後の調査及び試験の実施の基準（に関する省令）	治験
GPT	glutamic pyruvic transaminase	グルタミン酸ピルビン酸トランスアミナーゼ（=ALT）	一般
GRF	growth hormone releasing factor	成長ホルモン放出因子	内・代
GRH	gonadotropin releasing hormone	性腺刺激ホルモン	代・内
GRH	growth hormone releasing hormone	成長ホルモン放出ホルモン	代・内
GRP	gastrin releasing pepide	ガストリン放出ペプタイド	呼
GS	gallstone	胆石	消
GS	gestational sac	胎囊	産
GSD	glycogen storage disease	糖原病	一般
GSH	growth stimulating hormone	成長刺激ホルモン	代・内
GSH	reduced glutathione	還元型グルタチオン	内・代

GSTP1	glutathione S-transferase P1	グルタチオン S-トランスフェラーゼ P1	呼
GTC	generalized tonic clonic convulsion	全般性強直性間代性痙攣	脳神・小
GTP	guanosine triphosphate	グアノシン三リン酸	消
GTT	glucose tolerance test	ブドウ糖負荷試験	代・内
GU	gastric ulcer	胃潰瘍	消
GU	genitourinary (tract)	尿路性器系	腎・泌
GU	gonococcal urethritis	淋菌性尿道炎	泌
GV	gastric varix	胃静脈瘤	消
GVD	Good Vigilance Practice	医薬品、医薬部外品化粧品及び医療機器の製造販売後安全管理の基準に関する省令	治験
GVHD	graft versus host disease	移植片対宿主病	免
GVHR	graft versus host reaction	移植片対宿主反応	免
GWAS	Genome-wide association study	ゲノムワイド関連解析, 全ゲノム関連解析	一般
Gy	gray	グレイ（吸収線量の SI 単位）	放
GYN	gynecology	婦人科	産

H

H&E	haematoxylin and eosin stain	ヘマトキシリン・エオジン染色 HE 染色	一般
H chain	heavy chain	H 鎖（重鎖）	ア・免
HA	hemagglutination	（赤）血球凝集反応	一般
HA	hemagglutinin	赤血球凝集素	一般
HA	hemolytic anemia	溶血性貧血	血
HA	hepatic artery	肝動脈	消
HA	hepatitis A	A 型肝炎	消
HA-Ab	hepatitis A antibody	A 型肝炎抗体	消
HA-Ag	hepatitis A antigen	A 型肝炎抗原	消
HALC	hand-assisted laparoscopic colectomy	ハンドアシスト腹腔鏡下結腸切除術	消
HALS	hand-assisted laparoscopic surger	用手補助腹腔鏡下手術用手補助腹腔鏡手術	泌
HAM	HTLV-1-associated myelopathy	HTLV-1（ヒト T 細胞白血病ウイルス-1）関連脊髄症	脳神
HAM syndrome	hypoparathyroidism-Addison-Monilia syndrome	副甲状腺機能低下-アジソン-モニリア症候群	脳神
HANE	hereditary angioneurotic edema	遺伝性血管神経性水（浮）腫	内
HAV	hepatitis A virus	A 型肝炎ウイルス	消
HB	hepatitis B	B 型肝炎	消

Hb	hemoglobin	ヘモグロビン (血色素)	一般・血
HbA1c	hemoglobin A1c	ヘモグロビン A1c	代・内
HB-Ag	hepatitis B antigen	B 型肝炎抗原	消
HBc-Ag	hepatitis B core antigen	B 型肝炎コア抗原	消
HbCO	carboxyhemoglobin	一酸化炭素ヘモグ ロビン	一般
HBe-Ag	hepatitis B envelop antigen	B 型肝炎 e 抗原	消
HbF	hemoglobin F	ヘモグロビンF	血
HBIG	hepatitis B immune globulin	B 型肝炎免疫 グロブリン	消
HBs-Ag	hepatitis B surface antigen	B 型肝ウイルス 表面抗原	消
HBV	hepatitis B virus	B 型肝炎ウイルス	消
HC	hepatitis C	C 型肝炎	消
HCA	hepatocellular adenoma	肝細胞腺腫	消
HCC	hepatocellular carcinoma	肝細胞癌	消
hCG	human chorionic gonadotropin	ヒト絨毛性ゴナド トロピン	産
HCL	hard contact lens	ハードコンタクト レンズ	眼
HCM	hypertrophic cardiomyopathy	肥大型心筋症	循

hCS	human chorionic somatomammotropm	ヒト繊毛性ソマトマンモトロピン	内・代
Hct	hematocrit	ヘマトクリット	一般
HCV	hepatitis C virus	C 型肝炎ウイルス	消
HD	hemodialysis	血液透析	腎・泌
HD	Hodgkin's disease	ホジキン病	血
HD	house dust	ハウスダスト	ア・免
HDL	high density lipoprotein	高比重リポ蛋白	代
HDS-R	Hasegawa dementia scale-revised	長谷川式認知症スケール改訂版	脳神
HDV	hepatitis D virus	D 型肝炎ウイルス	消
HE	haematoxylin and eosin stain	ヘマトキシリン・エオジン染色, HE染色	一般
HED	human equivalent dose	ヒト相当用量	治験
HELLP	hemolysis,elevated liver enzymes,low platelets	HELLP (溶血・肝酵素上昇・血小板減少)症候群, ヘルプ	一般
Hemo	hemorrhoids	痔核	消
HEN	home enteral nutrition	在宅経腸栄養法	一般
HEV	hepatitis E virus	E 型肝炎ウイルス	消
HF	hemofiltration	血液濾過	一般・腎・泌尿
HFMD	hand, foot, and mouth disease	手足口病	小

HFrEF	heart failure with reduced EF	EF の低下した心不全	循
HFpEF	heart failure with preserved EF	EF の保たれた心不全	循
HFO	high frequency oscillation	高頻度オッシレーション	呼
HFV	high frequency ventilation	高頻度換気	呼
HGF	hepatocyte growth factor	肝細胞増殖因子	消
hGH	human growth hormone	ヒト成長ホルモン	内・代
HHD	hypertensive heart disease	高血圧性心疾患	循
HHNC	hyperosmolar hyperglycemic non-ketotic coma	高浸透圧（性）高血糖（性）昏睡	内・代
HHS	hyperglycemic hyperosmolar state	高血糖（性）高浸透圧（性）状態（症候群）	内・代
HHT	hereditary hemorrhagic teleangiectasia	遺伝性出血性毛細（血）管拡張症	耳
HHV	human herpesvirus	ヒトヘルペスウイルス	一般
HI	hemagglutination inhibition test	赤血球凝集抑制試験	一般

HIB	Haemophilus influenzae type B (vaccine)	B型インフルエンザ（ワクチン）	一般
His	histidine	ヒスチジン	消
HIT	heparin-induced thrombocytopenia	ヘパリン起因（惹起）性血小板減少症	一般
HIV	human immunodeficiency virus	ヒト免疫不全ウイルス	ア・免
HK	Hauptklage [G]	主訴	一般
HL	hearing level	聴力レベル	耳
HLA	histocompatibility antigen	組織適合抗原	腎・泌・ア・免
HLA	human leukocyte antigen	ヒト白血球抗原	血・免・ア
HLP	haloperidol	ハロペリドール	薬
HMBG	home monitoring of blood glucose	在宅血糖測定	内・代
hMG	human menopausal gonadotropin	ヒト閉経期ゴナドトロピン	泌
HNCM	hypertrophic non-obstructive cardiomyopathy	非閉塞性肥大型心筋症	循
HNPCC	hereditary non-polyposis colorectal cancer	遺伝性非ポリポーシス大腸癌	消

HOA	hypertrophic osteoarthropathy	肥大性骨関節症	整
HOCM	hypertrophic obstructive cardiomyopathy	肥大型閉塞性心筋症	循
HoLAP	holmium laser ablation of the prostate	ホルミウムヤグレーザー前立腺蒸散術	泌
HoLEP	holmium laser enucleation of the prostate	ホルミウムヤグレーザー前立腺核出術	泌
HONK	hyperosmolar nonketotic coma	高浸透圧性非ケトン性（昏睡）	内・代
HOST	hyposmotic swelling test	低浸透圧腫脹試験	一般
HOT	home oxygen therapy	在宅酸素療法	呼
Hp	haptoglobin	ハプトグロビン	血
HP	Helicobacter pylori	ピロリ菌	消
HP	hemoperfusion	血液灌流, 血液吸着	腎
HP	history of present illness	現病歴	一般
HPF	high power field	強拡大の視野	一般
hPL	human placental lactogen	ヒト胎盤性ラクトゲン	一般
HPLC	high performance liquid chromatography	高速液体クロマトグラフィー	消

HPN	home parenteral nutrition	在宅静脈栄養	一般
HPS	hypothalamic pituitary system	視床下部・下垂体系	一般
HPV	human parvovirus	ヒトパルボウイルス	一般
HR	heart rate	心拍数	一般
Hr	Harn [G]	尿	一般
hr	hour	時間	一般
HRCT	high resolution computed tomography	高分解能 CT	放
HRPC	hormone refractory prostate cancer	ホルモン療法抵抗性前立腺癌	泌
HRQOL	health-related quality of life	健康関連 QOL	一般
HRT	hormone replacement theraphy	ホルモン補充療法	産・整
HS	herpes simplex	単純疱疹	皮
HS	hypochondriasis	心気症	精・一般
HSA	human serum albumin	ヒト血清アルブミン	一般
HSG	herpes simplex genitalis	外陰部単純ヘルペス	産婦
HSG	hysterosalpingography	子宮卵管造影撮影法	産婦・放
HSL	herpes simplex labialis	口唇単純ヘルペス	一般
HSP	heat-shock protein	熱ショックタンパク質	一般
HSP	Henoch-Schönlein purpura	ヘノッホ-シェーンライン紫斑病	一般

HSV	herpes simplex virus	単純性ヘルペス ウイルス	脳神・血
ht	height	身長	一般
Ht	hematocrit	ヘマトクリット	一般
HT	hypertension	高血圧	循
HTLA	human T-lymphocyte antigen	ヒトTリンパ球抗原	血
HTLV	human T-cell leukemia virus	ヒトT細胞白血病 ウイルス	血
HUS	hemolytic uremic syndrome	溶血性尿毒症症候群	血
HUT	head-up tilt test	ヘッドアップ傾斜台 試験	内・代
HV	hepatic vein	肝静脈	消
HV	hyperventilation	過呼吸（賦活法）	精・一般
HVGR	host versus graft rejection	対移植片宿主拒絶 反応	血・腎
Hx	history	病歴	一般
HY	hysteria	ヒステリー	精
Hydro	hydrocephalus	水頭症	小・脳神
Hydro	hydronephrosis	水腎症	腎・泌
hystero	hysterosalpingography	子宮卵管造影	産・放
HZ	herpes zoster	帯状疱疹	皮
Hz	hertz	ヘルツ	耳
HZV	herpes zoster virus	帯状疱疹ウイルス	一般

I

I	index finger	指示	整
I &D	incision and drainage	切開排膿	一般
I &O	intrake and output	水分出納	一般
i.v.	intravenous	静脈内の	薬
I/E ratio	inspiratory/expiratory time ratio	吸気・呼気比	呼
I/O	input/output	イン／アウト量	一般
IA	induced (artificial) abortion	人工流産	産
IA	intra-arterial	動脈内	一般
IA	intra-articular	関節内	整
IAA	ileoanal anastomosis	回腸吻合術	消
IABP	intra-aortic balloon pumping	大動脈内バルーンパンピング	循
IACA	ileo-anal canal anastomosis	回腸嚢肛門管吻合術	消
IAHA	immune adherence hemagglutination	免疫粘着赤血球凝集反応	耳
IAO	interrnittent aortic occlusion	間欠的大動脈遮断	循
IAP	immunosuppressive acidic protein	免疫抑制性酸性タンパク質	泌
IAPP	immunoadsorption plasmapheresis	免疫吸着（法）	一般
IAS	interatrial septum	心房中隔	循・小
IB	inclusion body	封入（小）体	内科学

IB	investigator's brochure	治験薬概要書	治験
IBD	inflammatory bowel disease	炎症性腸疾患	消
IBP	iron binding protein	鉄結合蛋白（質）	一般
IBS	irritable bowel syndrome	過敏性腸症候群	消
IBW	ideal body weight	標準体重	一般
IC	ileocecal	回盲の	消化・一般
IC	immune complex	免疫複合体	免
IC	informed consent	インフォームド・コンセント	一般
IC	intermittent claudication	間欠性跛行	循・整
IC	internal carotid	内頸動脈の	一般・循
IC	interstitial cystitis	間質性膀胱炎	泌
IC	ischemic colitis	虚血性大腸炎	消
ICA	internal carotid artery	内頸動脈	一般・循・脳神
ICA	islet cell antibody	膵島(ランゲルハンス島)細胞抗体	代・内
ICAM	intercellular adhesion molecule	細胞間接着分子	消
ICC、CCC	intrahepatic cholangiocarcinoma,cholangiocellular carcinoma,peripheral bile duct carcinoma	肝内胆管癌、胆管細胞癌	消

ICD	implantable cardioverter defibrillator	植え込み型除細動器	循
ICD	infection control doctor	感染管理医師	一般
ICD	International Classification of Disease	国際疾病分類	精
ICF	intracellular fluid	細胞内液（量）	一般
ICH	intracerebral hematoma	脳内血腫	脳神
ICH	intracerebral hemorrhage	脳内出血	脳神
ICH	intracranial hypertension	頭蓋内圧亢進症	脳神
ICH	International Conference on Harmonization of Technical Requirements for Registration of Pharmaceuticals for Human Use	日米 EU 医薬品規制調和国際会議	治験
ICI	intracavernous injection	陰茎海綿体注射 海綿体注射	泌
ICM	idiopathic cardiomyopathy	特発性心筋症	循

ICN	infection control nurse	感染管理専門看護師	一般
ICN	intensive care nursery	集中治療(育児)室	一般
ICP	intracranial pressure	頭蓋内圧	脳神
IC-PC	internal carotid artery-posterior communicating artery	内頚動脈 - 後交通動脈	脳神
ICS	intercostal space	肋間腔	一般
ICSI	intracytoplasmic sperm injection	卵細胞質内精子注入法	婦
ICT	infection control team	感染管理チーム	一般
ICT	intracoronary thrombolysis	冠動脈内注入血栓溶解療法	循
ICT	intracranial tumor	頭蓋内腫瘍	脳神
ICU	intensive care unit	集中治療室	一般
ICV	internal cerebral vein	内大脳静脈	脳神
ICVD	ischemic cerebrovascular disease	虚血性脳血管障害	脳神
id	idem[G]	不変	一般
ID	intradermal injection	皮内注射	一般
IDA	iron deficiency anemia	鉄欠乏性貧血	血
IDDM	insulin dependent diabetes mellitus	インスリン依存性糖尿病	代・内

IDL	intermediate denisitylipoproteim	中間比重リポ蛋白質	代・内
IDPN	intradialytic parenteral nutrition	透析時静脈栄養	腎
IDUS	intraductal ultrasonography	管腔内超音波検査	消
IE	infectious endocarditis	感染性心内膜炎	循
IEA	intravascular erythrocyte aggregation	血管内赤血球凝集	一般
IEP	immunoelectrophoresis	免疫電気泳動(法)	一般
IF	immunofluorescence	免疫蛍光法, 蛍光抗体法	一般
IFG	impaired fasting glucose	空腹時血糖異常	内・代
IFN (IF)	interferon	インターフェロン	消・血・薬
IFP	interstitial pulmonary fibrosis	間質性肺線維症	呼
Ig	immunoglobulin	免疫グロブリン	ア・免
IGT	impaired glucose tolerance	耐糖能障害	代・内
IGTT	intravenous glucose tolerance test	静脈性糖負荷試験	代・内
IHA	indirect hemagglutination	間接赤血球凝集反応	耳
IHD	intrahepatic duct	肝内胆管	消

IHD	ischemic heart disease	虚血性心疾患	循
IHL	intrahepatic lipid	肝内脂質	内・代
IHSA	iodinated hurnan serum albumin	ヨウ素標識ヒト血清アルブミン	血
IHSS	idiopathic hypertrophic subaortic stenosis	特発性肥大性大動脈弁下部狭窄	循
II	insulinogenic index	インスリン分泌指数	代・内
IIA	internal iliac artery	内腸骨動脈	内科
IIP	idiopathic interstitial pneumonia	特発性間質性肺炎	呼
IL	interleukin	インターロイキン	一般
ILBBB	incomplete left bundle branch block	不完全左脚ブロック	循
ILC	interstitial laser coagulation	組織内レーザー照射療法	泌
ILD	interstitial lung disease	間質性肺炎	呼
Im	middle intrathoracic esophagus (esophagus middle thoracic)	胸部中部食道	消
IM	infectious mononucleosis	伝染性単核(球)症	血
IM	intrahepatic metastasis	肝内転移	消
im	intramuscular injection	筋肉(内)注射	一般
im	intramuscular	筋肉内の, 筋肉内へ	一般・薬
IMA	interanal mammary artery	内胸動脈	循

IMA	inferior mesenteric artery	下腸間膜動脈	消
IMP	imipramine hydrochloride	塩酸イミプラミン	薬
IMV	inferior mesenteric vein	下腸間膜静脈	消
IMV	intermittent mandatory ventilation	間欠的強制換気法	呼
in vivo	in vivo, in the living body	生体内で	一般
INAH,INH	isonicotinic acid hydrazide (isoniazid)	イソニコチン酸ヒドラジド（イソニアジド）	薬
IND	investigational new drug	治験薬	治験
INF	interferon therapy	インターフェロン療法	消
inf	inferior	下方の	一般・循
inj	injection	注射	薬
inj	injury	障害	一般・整
INR	international norrnalized ratio	国際標準化比（プロトロンビン時間）	内科学
insp	inspiration	吸気	一般・呼
IO	inferior oblique muscle	下斜筋	眼
IOL	intraocular lens	眼内レンズ	眼
IOP	intraocular pressure	眼内圧	眼
IORT	intraoperative radiation therapy	術中照射療法	放

IP	inorganic phosphorus	無機リン	一般
IP	International Pharmacopoeia	国際薬局方	一般・薬
IP	interphalangeal	指節間	整
IP	interstitial pneumonia	間質性肺炎	呼
iP	intraperitoneal	腹腔内の	一般
IP	intravenous pyelography	静脈性腎盂造影	腎・泌・放
ip joint	interphalangeal joint	指節間関節	整
IPD	intermittent peritoneal dialysis	間欠性腹膜透析法	腎
IPF	idiopathic pulmonary fibrosis	特発性肺線維症	呼
IPF	interstitial pulmonary fibrosis	間質性肺線維症	呼
IPH	idiopathic portal hypertension	特発性門脈圧亢進症	消
IPJ	interphalangeal joint	指節間関節	整
IPM/CS	imipenem/cilastatin sodium	イミペネム / シラスタチンナトリウム	薬
IPMN	intraductal papillary mucinous neoplasm	膵管内乳頭粘液性腫瘍	消
IPNB	intraductal papillary neoplasm	胆管内乳頭状腫瘍	消
IPPB	intermittent positive pressure breathing	間歇的陽圧呼吸法	呼

IPPV	intermittent positive pressure ventilation	間欠的陽圧換気	呼
iPS cell	induced pluripotent stem cell	iPS 細胞, 人工多能性幹細胞	一般
IPSS	international prostate symptom score	国際前立腺症状スコア	泌
IQ	intelligence quotient	知能指数	精・小
IR	incomplete response	不完全奏効	一般
IR	infrared	赤外線	一般
IR	inspiratory reserve (IRV)	予備吸気（量）	呼
IR	internal rotation	内旋	整
IRB	institutional review board	治験審査委員会	治験
IRBBB	incomplete right bundle branch block	不完全右脚ブロック	循
IRDS	idiopathic respiratory distress symdrome	特発性呼吸窮迫（困難）症候群	呼・小
IRDS	infantile respiratory distress syndrome	新生児呼吸促（窮）迫症候群	呼
ireg	irregular	不規則（な）	一般
IRI	immunoreactive insulin	免疫反応性インスリン	代・内
IRS	insulin resistance syndrome	インスリン抵抗性症候群	内・代
IRV	inspiratory reserve volume	予備吸気量	呼

ISA	intrinsic sympathetic activity	内因性交感神経活性	循
ISD	intrinsic sphincter deficiency	内因性括約筋機能不全, 内因性括約筋不全	泌
ISDN	isosorbide dinitrate	硝酸イソソルビド	薬
ISF	interstitial fluid	間質液, 組織液	一般
ISG	immune serum globulin	免疫血清グロブリン	一般
ISH	isolated systolic hypertension	収縮期高血圧(症)	循
ISI	insulin sensitivity index	インスリン感受性指数	内・代
IST	insulin sensitivity test	インスリン感受性試験	内・代
IST	insulin shock therapy	インスリンショック療法	精
ITA	internal thoracic artery	内胸動脈	循
ITP	idiopathic thrombocytopenic purpura	特発性血小板減少性紫斑病	血・ア・免
ITT	insulin tolerance test	インスリン耐性試験	代・内
Iu	upper intrathoracic esophagus, esophagus upper thoracic	胸部上部食道	消
IU	international unit	国際単位	一般

IUD	intrauterine device	子宮内避妊器具	産
IUDR	intrauterine developmental retardation	子宮内発達障害	産
IUFD	intrauterine fetal death retardation	子宮内胎児死亡	産
IUGR	intrauterine growth retardation	子宮内胎児発育不全（遅延）	産
IV	intravenous injection	静脈注射	薬
IVC	inferior vena cava	下大静脈	循・消
IVC	inspiratory vital capacity	吸気肺活量	呼
IVC	intravenous cholangiography	経静脈性胆道造影法	消・放
IVCT	intravenous coronary thrombolysis	経静脈的冠動脈血栓溶解療法	循・薬
IVDSA	intravenous digital subtraction angiography	経静脈性デジタルサブトラクション血管造影	放
IVF	in vitro fertilization	体外受精	産
IVGTT	inravenous glucose tolerance test	静脈内ブドウ糖負荷試験	代・内
IVH	intravenous hyperalimentation	中心静脈栄養	一般
IVH	intraventricular hemorrhage	脳室内出血	脳神
IVP	intravenous pyelography	静脈性腎盂造影	放

| IVUS | intravascular ultrasound | 血管内超音波法 | 一般 |

J

J	joule	ジュール・熱量の単位	呼
JCS	Japan Coma Scale	日本(式)昏睡尺度	一般
JDM	juvenile diabetes mellitus	若年型糖尿病	代・内・小
JE	Japanese encephalitis	日本脳炎	一般
JGA	juxtaglomerular apparatus	傍糸球体装置	腎・泌
JGC	juxtaglomerular cell	傍糸球体細胞	内・代
JJ	jaw jerk	下顎反射	脳神
JM	josamycin	ジョサマイシン	薬
JMG	juxtamedullary glomerulus	傍髄質糸球体	泌
JOD	juvenile onset diabetes	若年型糖尿病	代・内
JP	The Pharmacopoeia of Japan	日本薬局方	薬
JRA	juvenile rheumatoid arthritis	若年性慢性関節リウマチ	ア・免
jt	joint	関節	整
JVD	jugular venous distention	頚静脈怒張	循

K

K	kalium [L]	カリウム	一般
K	Krebs [G]	癌	一般
K cell	killer cell	キラー細胞	ア・免
KG	Körpergewicht [G]	体重	一般
kj	knee jerk	膝反射　PTR, PSR に同じ	脳神・整
KJP	knee joint pain	膝関節痛	整
KK	Kollumkarzinom [G]	子宮体癌	産
KKK	Kehlkopfkrebs [G]	咽喉癌（咽頭癌）	耳
KL	Körperlange [G]	身長	一般
KM	kanamycin sulfate	硫酸カナマイシン	薬
KT	Körpertemperatur [G]	体温	一般
KUB	plain film of kidney ureter bladder	腎・尿管・膀胱（単純撮影の撮影範囲）	腎・泌・放
KW 分類	Keith-Wagener classification	キース・ワグナー分類（眼底の）	眼・代・内

L

L	lateral	側方の	一般
L	left	左	一般
L	lumbar	腰椎の, 腰髄の	整
L chain	light chain	L鎖 (軽鎖)	血・ア・免
L&W	living and well	健在	一般
L/N	lymph node	リンパ節	一般
LA	latex agglutination	ラテックス凝集法	一般
LA	left atrium	左 (心) 房	循
LAA	left aortic arch	左大動脈弓	循・放
LAA	left atrial appendage	左心耳	循
LAC	laparoscopically assisted cystectomy	腹腔鏡下卵巣嚢腫摘出術	婦
LAD	left anterior descending artery	左冠動脈前下行枝	循・放
LAD	left axis deviation	心電図上の左軸偏位	循
LADME	liberation, absorption, distribution, metabolism, excretion system	LADMEシステム	薬
LAH	left anterior hemiblock	左脚前枝ブロック	循
LAK	lymphokine activated killer therapy	リンフォカイン活性化キラー細胞療法	消
LAM	lymphangioleiomyomatosis	リンパ脈管筋腫症	呼
LAO	left anterior oblique	左前斜位	循・放
lap	laparotomy	開腹術	一般

LAP	leucine aminopeptidase	ロイシンアミノ ペプチダーゼ	一般
Laparo	laparoscopy	腹腔鏡検査	消
LAR	late asthmatic response	遅延型喘息反応	ア・免
LASER	light amplification by stimulated emission of radiation	レーザー	一般
lat	lateral	側方の, 側方へ	一般
LBBB	left bundle branch block	左脚ブロック	循
LBM	lean body mass	除脂肪体重	一般
LBP	low back pain	腰痛	整
LBWI	low birth weight infant	低出生体重児	小・産
LC	laparoscopic cholecystectomy	腹腔鏡下胆嚢摘出術	消・血・薬
LC	liver cirrhosis	肝硬変（症）	消
LC	lung cancer	肺癌	呼
LCA	left common carotid artery	左総頸動脈	一般
LCA	left coronary artery	左冠動脈	循・放
LCAP	leukocytapheresis	白血球除去療法	消
LCAT	lecithin-cholesterol acetyltransferase	レシチンコレステ ロールアセチルト ランスフェラーゼ	消
LCC	luxatio coxae congenita [L]	先天性股関節脱臼	整

LCCA	left common carotid artery	左総頸動脈	脳神
LCFA	long-chain fatty acid	長鎖脂肪酸	内・代
LCL	lateral collateral ligament	外側側副靭帯	整
LCM	lincomycin hydrochloride	塩酸リンコマイシン	薬
LCMV	lymphocytic choriomeningitis virus	リンパ球性脈絡髄膜炎ウイルス	一般
LCX	left(coronary artery) circumflex branch	左(冠動脈)回旋枝	循・放
LD	learning disability	学習困難症	精・小
LD	learning disorder	学習障害	精・小
LD	lethal dose	致死量	薬
LD50	median lethal dose 50%	50%致死量	一般
LDA	low density area	低吸収濃度域, 低吸収域	脳神・放
LDH	lactate dehydrogenase	乳酸脱水素酵素	一般
LDH	lumbar disc herniation	腰椎椎間板ヘルニア	整
LDL	low density lipoprotein	低密度リポタンパク	一般
LDLT	living donor liver transplantation	生体肝移植	消
L-DOPA	levodopa (L-dihydroxyphenylalanine)	レボドパ(ジヒドロキシフェニルアラニン)	薬
LE	leukoegressin	好中球遊走因子	一般
LE	lower extremity	下肢	一般
LE	lupus erythematosus	紅斑性狼瘡	ア・免・皮

LECS	laparoscopy and endoscopy cooperative surgery	腹腔鏡・内視鏡合同手術	消
LES	lower esophageal sphincter	下部食道括約部	消
LESS	laparoendoscopic single-site surgery	単孔式腹腔鏡手術	消
Leu	leucine	ロイシン	消
Levine1~6	Levine 1/6~6/6	レバイン心雑音強度分類1~6度	循
LFD	low fat diet	低脂肪食	一般
LFLX	lomefloxacin hydrochloride	塩酸ロメフロキサシン	薬
LFT	liver function test	肝機能検査	一般
LGB	lateral geniculate body	外側膝状体	脳神
LGL	large granular lymphocyte	大型顆粒リンパ球	血
LGN	lateral geniculate nucleus	外側膝状核	脳神
LH	luteinizing hormone	黄体形成ホルモン	脳神・産
LH-RH	luteinizing hormone releasing hormone	黄体形成ホルモン放出ホルモン	脳神・産
LHS	left heart strain	左心負荷，左心ストレイン	循
Lig	ligament, ligamentum [L]	靭帯（単数）	整

LIP	lymphocytic interstitial pneumonia	リンパ球性間質性肺炎	呼
LJM	limited joint mobility	関節運動制限	内・代
LK	Lungenkrebs[G]	肺癌	呼
LK	Licht Koagulation [G]	光凝固（法）	眼
LLE	left lower extremity	左下肢	一般
LLL	left lower limb	左下肢	一般
LLL	left lower lobe	左下肺葉	呼
LLQ	left lower quadrant of abdomen	左下腹部	一般・消
LM	Leucomycin	ロイコマイシン	薬
LMIT	leukocyte migration inhibition test	白血球遊走阻止試験	消
LMN	lower motor neuron	下位運動ニューロン	神
LMOX	latamoxef sodium	ラタモキセフナトリウム	薬
LMP	last menstrual period	最終月経（期）	産
LMT	left main trunk coronary artery	左冠動脈主幹部	循・放
LN	lupus nephritis	ループス腎炎	腎・泌・ア・免
LN	lymph node	リンパ節	血・内科
LNT	lentinan	レンチナン	薬
LOC	loss of consciousness	意識消失	一般
LOM	limitation of movement	運動制限	脳神・整
LOS	low(csrdiac)output syndrome	低（心）拍出量症候群	循
LP	lumbar puncture	腰椎穿刺	一般・麻

LP, LPZ	levomeopomazine	レボメプロマジン	薬
LPA	left pulmonary artery	左肺動脈	循・呼
LPH	left posterior hemiblock	左脚後枝ブロック	循
LPL	lamina propria lymphocytes	粘膜固有層内リンパ球	消
LPO	left posterior oblique	左後斜位	呼
LQTS	long QT syndrom	QT延長症候群	循
LR	letzte Regel [G]	最終月経	産
LR	light reaction	対光反応	一般
L-R	left-right	左から右へ	放
L-R shunt	left to right shunt	左‐右短絡	循
LRP	laparoscopic radical prostatectomy	腹腔鏡下根治的前立腺全摘術	泌
LRS	lactated Ringer's solution	乳酸リンゲル液	薬
LST	lymphocyte stimulation test	リンパ球刺激テスト	皮・ア・免
LSVC	left superior vena cava	左上大静脈	循
Lt	lower intra-thoracic esophagus	胸部下部食道	消
LTH	luteotropic hormone	黄体刺激ホルモン	一般
LTR	leukotriene receptor	ロイコトリエン受容体	耳
LUE	left upper extremity	左上肢	一般
LUL	left upper lobe	左上肺葉	呼

LUQ	left upper quadrant of abdomen	左上腹部	一般・消
LUT	lower urinary tract	下部尿路	泌
LV	left ventricle	左心室	循
LVAD	left ventricular assist device	左心室補助人工心臓, 左室補助装置	循
LVD	left ventricular dimension	左室径	循
LVEDP	left ventricular enddiastolic pressure	左室拡張末期圧	循
LVEDV	left ventricular end-diastolic volume	左(心)室拡張末期容積	循
LVEF	left ventricular ejection fraction	左(心)室駆出分画(率)	循
LVESV	left ventricular end-systolic volume	左(心)室収縮末期容積	循
LVET	left ventricular ejection time	左室駆出時間	循
LVFX	levofloxacin	レボフロキサシン	薬
LVG	left ventriculography	左室造影(法)	放・循
LVH	left ventricular hypertrophy	左室肥大	循
LVOT	left ventricular outflow tract	左(心)室流出路	循
LVOTO	left ventricular outflow tract obstruction	左室流出路閉塞	循
Lym	lymphocyte	リンパ球	血

118

LZD   linezolid   リネゾリド   薬

M

M	male	男, 雄	一般
M	Manie [G], mania	躁病	精
m	mucosa	粘膜	消
M	muscle, musculus [L]	筋肉	一般・整
m	limited to mucosa	粘膜内にとどまる癌	消
M/E ratio	myeloid/erythroid ratio	骨髄球系／赤芽球系比、顆粒球系赤芽球系比	血
MA	mental age	精神年齢, 知能年齢	一般
mAb	monoclonal antibody	モノクローナル抗体, 単クローン抗体	泌
MABEL	minimum anticipated biological effect level	予想最小生物学的作用レベル	治験
MABP	mean arterial blood pressure	平均血圧	循
MAC	minimum alveolar(anesthetic) concentration	最小肺胞内(麻酔)濃度	麻
MALT	mucosa.-associated lymphoid tissue	粘膜随伴（関連）リンパ組織	消
mammo	mammography	乳房撮影法	放
MANEC	mixed adenoneuroendocrine carcinoma	複合型腺神経内分泌癌	消
MAO	maximal acid output	最大酸分泌量	消

MAO	monoamine oxidase	モノアミン酸化酵素, モノアミンオキシダーゼ	代・内
MAO-I	monoamine oxidase inhibitor	モノアミン酸化酵素阻害剤	薬
MAP	mannitol-adenosine-phosphate	MAP 添加濃厚赤血球	一般
MAP	mean arterial pressure	平均動脈圧	循
MAP	mitral annuloplasty	僧帽弁輪形成術	循
MAR	(bone) marrow metastasis	骨髄転移	一般
MAS	massive amnion aspiration syndrome	羊水過度吸引症候群	小
MAS	meconium aspiration syndrome	胎便吸引症候群	小
MAST	multiple antigen simultaneous test	多項目抗原同時テスト	ア・免
MBC	maximal breathing capacity	最大換気量	呼
MBC	minimum bactericidal concentration	最小殺菌濃度	薬
MBD	minimal brain dysfunction	微小脳障害	小
MBD	minimal brain damage (syndrome)	微細脳損傷（症候群）	小
MBD	metabolic bone disease	代謝性骨疾患	泌
MBP	mean blood pressure	平均血圧	循
MC	minimal change	微少変化群	小・腎
MCA	middle cerebral artery	中大脳動脈	脳・神

MCA	mucinous cystadenoma	粘液性嚢胞腺腫	消
McB (point)	McBurney's point	McBurney圧痛点	消
MCC	mucinous cystadenocarcinoma	粘液性嚢胞腺癌	消
MCD	mean corpuscular diameter	平均赤血球直径	血
MCFA	medium chain fatty acid	中鎖脂肪酸	内・代
MC-flap	muscle cutaneous flap	筋肉皮弁	整・耳
MCH	mean corpuscular hemoglobin	平均赤血球ヘモグロビン(血色素)量	血
MCHC	mean corpuscular hemoglobin concentration	平均赤血球ヘモグロビン(血色素)濃度	血
MCL	medial colateral ligament	内側側副靭帯	整
MCL	midclavicular line	鎖骨中線	一般
MCLS	mucocutaneous lymph node syndrome	皮膚粘膜リンパ節症候群(川崎病)	ア・免・皮
MCN	mucinous cystic neoplasm	粘液性嚢胞腫瘍	消
MCNS	minimal change nephrotic syndrome	微小変化ネフローゼ症候群	小・腎
MCP(J)	metacarpophalangeal joint	中手指節関節	ア・免・整
MCRCC	multilocular cystic renal cell carcinoma	多房性嚢胞状腎細胞癌	泌

M-CSF	macrophage-colony stimulating factor	マクロファージコロニー刺激因子	血
MCTD	mixed connective tissue disease	混合性結合組織症	ア・免・皮
MCV	mean corpuscular volume	平均赤血球容積	血
MCV	motor nerve conduction velocity	運動神経伝導速度	脳神・整・代・内
MD	macula densa	密集斑	一般
MD	major depression	大うつ病	精
MD	manic depressive	躁うつ病	精
MD	Meniere's disease	メニエール病	耳
MD	mental deficiency	精神発育遅滞	精・小
MD	muscular dystrophy	筋萎縮	小・脳神・整
MD	myotonic dystrophy	筋緊張性ジストロフィー	小・脳神
MDI	Manisch-depressive Irresein [G]	躁うつ病	精
MDI	metered dose inhaler	定量噴霧式吸入器	薬
MDL	Magendurchleuchtung [G]	胃透視，胃X線透視，造影検査	消・放
MDRP	multi drug resistant Pseudomonas aeruginosa	多剤耐性緑膿菌	一般
MDS	medical dextran sulfate	医用硫酸デキストラン	薬

MDS	myelodysplastic syndrome	骨髄異形成症候群	血
MDV	maximum desire to void	最大尿意	泌
MED	minimal effective dose	最少(小)有効量	一般
MedDRA	medical dictionary for regulatory activities	医薬規制用語集（ICH 国際医薬用語集）	治験
MEF	maximal expiratory flow	最大呼気流量	呼
MEFV	maximal expiratory flow-volume curve	最大努力呼出フローボリューム〔流量(速)・容積〕曲線	呼
MEN	multiple endocrine neoplasia	多発性内分泌腺腫(瘍)	代・内
MeOH	methanol	メタノール	薬
mEq/L	milliequivalent per liter	ミリ等量	薬
MERS	Middle East respiratory sundrome	中東呼吸器症候群	呼
MET	metabolic equivalents	代謝当量(代謝率)	代・内
meta	metastasis	転移	一般
MF	myelofibrosis	骨髄線維症	血
MG	Magengeschwur [G]	胃潰瘍	消
Mg	magnesium	マグネシウム	一般
MG	myasthenia gravis	重症筋無力症	脳神
MGN	membranous glomerulonephritis	膜性糸球体腎炎, 膜性腎症	腎

MH	malignant hyperthermia	悪性高熱症, 悪性過高熱症	脳神・精
MHC	major histocompatibility complex	主要組織適合 遺伝子複合体	一般
MI	myocardial infarction	心筋梗塞	循
MI	mitral insufficiency	僧帽弁閉鎖不全症	循
MIC	microinvasive carcinoma	微小浸潤癌	一般
MIC	minimum inhibitory concentration	最小発育阻止濃度	薬
MICS	minimally invasive cardiac surgery	低侵襲心臓手術	循
MID	multi-infarct dementia	多発梗塞性認知症	脳神・精
MIF	migration-inhibition factor	遊走阻止因子	ア・免
MINO	minocycline hydrochloride	塩酸ミノサイクリン	薬
MIT	macrophage migration inhibition test	マクロファージ遊走 阻止試験	ア・免
MIT	multiple daily insulin therapy	インスリン頻回注射	内・代
MK	Magenkrebs [G]	胃癌	消
MK	Mammakrebs〔G〕	乳がん	外・内科
ML	malignant lymphoma	悪性リンパ種	消・血・整
MLF	medial longitudinal fasciculus	内側縦束	一般

MLN	membranous lupus nephritis	膜性ループス腎炎	腎
MLNS	minimal lesion nephrotic syndrome	微少変化型ネフローゼ症候群	腎・小
MLNS	mucocutaneous lymph node syndrome	急性皮膚粘膜リンパ節症候群, 川崎病	小
MM	Magenmittel [G]	胃薬	薬
MM	malignant melanoma	悪性黒色腫	血・皮
mm	mucous membrane	粘膜	消
MM	multiple myeloma	多発性骨髄腫	血・整
MMC	mitomycin C	マイトマイシンC	薬
MMG	mammography	乳房X線撮影, マンモグラフィ	外科・放
MMK	Mammakrebs [G]	乳癌	外科
MMPI	Minnesota Multiphasic Personality Inventory	ミネソタ多面人格テスト	精
MMR	measles-mumps-rubella vaccine	麻疹-おたふくかぜ (流行性耳下腺炎)風疹の三種混合ワクチン	小・薬
MMSE	mini-mental state examination	簡易知能検査スケール	脳神・精
MMST	mini-mental state test	簡易知能試験	脳神・精
MMT	manual muscle testing	徒手筋テスト	整
MN	membranous nephropathy	膜性腎症	腎

MND	motor neuron disease	運動ニューロン疾患，運動神経疾患	脳神
Mo	monocyte	単球	血
Mo	mother	母親	一般
MoAb	monoclonal antibody	モノクローナル抗体	免・薬
MOC	myocardial oxygen consumption	心筋酸素消費量	循
MODS	multiple organ dysfunction syndrome	多臓器不全症候群	一般
MODY	maturity-onset diabetes of youth	若年性成人発症糖尿病	代・内
MOF	multiple organ failure	多臓器不全	一般
Mole	Blasenmole [G]	胞状奇胎	産
MP	metatarsophalangeal (joint)	中足指関節	ア・免・整
MP	methylprednisolone	メチルプレドニゾロン	薬
MP	multipara [L]	経産，経産婦	産
MP, MPJ	metacarpophalangeal joint	中手指節間関節	ア・免・整
MPA	main pulmonary artery	主肺動脈	呼・放・循
MPD	myeloproliferative disorder	骨髄増殖性疾患	血
MPGN	membranoproliferative glomerulonephritis	膜性増殖性腎炎（糸球体腎症）	腎・泌
MPN	mesangial proliferative glomerulonephritis	メサンギウム性増殖性糸球体腎炎	腎
M-protein	myeloma protein	M蛋白	ア・免

MR	magnetic resonance	磁気共鳴	放
MR	measles-rubella vaccine	麻疹, 風疹の混合ワクチン	小・薬
MR	medical representative	医薬情報担当者	一般
MR	mental retardation	精神（発達）遅滞	精・小
MR	mitral regurgitation	僧帽弁閉鎖不全	腎
MRA	malignant rheumatoid arthritis	悪性（関節）リウマチ	ア・免・整
MRA	magnetic resonance angiography	磁気共鳴血管造影（法）	一般・消・循
MRA	magnetic resonance angiogram,magnetic resonance angiography	MRアンギオグラム, MRアンギオグラフィー	放
MRI	magnetic resonance imaging	磁気共鳴画像	脳神・放
mRNA	messenger ribonucleic acid	メッセンジャーRNA	一般
MRSA	methicillin-resistant Staphylococcus aureus	メチシリン耐性黄色ブドウ球菌	一般
MRSD	minimum recommended starting dose	最小推奨初回投与量	治験
MS	Magensonde [G]	胃チューブ	消
MS	mitral stenosis	僧帽弁狭窄	循
MS	morning stiffness	朝のこわばり	ア・免・整

MS	multiple sclerosis	多発性硬化症	脳神・ア・免・精
MSA	multiple system atrophy	多系統委縮（症）	神
MSL	midsternal line	胸骨中線	一般
MSLT	multiple-sleep latency test	睡眠潜時テスト	脳神・精
MSSA	methicillin-susceptible Staphy lococcus aureus	メチシリン感受性 黄色ブドウ球菌	一般
MSW	medical social worker	医療ソーシャル ワーカー	一般
MT	Magen [G] tube	胃チューブ(誤用)	消
MT	Mundtherapie [G]	ムンテラ，ムンド テラピー	一般
MTPJ	metatarsophalangeal joint	中足指節関節	ア・免・整
MTX	methotrexate	メトトレキサート （メソトレキセート）	血・薬
MuA	Morgen und Abend [G]	朝と夕方	薬
MV	minute ventilation	分時換気量	呼
MVP	mitral valve prolapse	僧帽弁逸脱症候群	循
MVR	mitral valve replacement	僧帽弁置換術	循
MVV	maximal voluntary ventilation	最大換気量，最大 努力呼吸	呼
Myelo	myelography	脊髄造影法	整・放

myoma	myoma uteri [L]	子宮筋腫	産
M φ	macrophage	マクロファージ	ア・免
M 弁	mitral valve	僧帽弁	循

N

N	nerve	神経	脳神
N	Neurose [G]	神経症	精
N	nitrogen	窒素	一般
N&V	nausea and vomiting	悪心 , 嘔吐	一般
NA	noradrenaline	ノルアドレナリン	一般・薬
NA	nalidixic acid	ナリジクス酸	薬
NAFLD	non-alcoholic fatty liver disease	非アルコール性 脂肪性肝疾患	消
NAG	N-acethl- β -D-glucosaminidase	N- アセチル - β -グ ルコサミニダーゼ	腎
NALT	nasopharyngeal- associated lymphoid tissue	鼻咽頭関連リンパ 組織	耳
NAP	neutrophil alkaline phosphatase	好中球アルカリ ホスファターゼ	血
NASH	non-alcoholic steatohepatitis	非アルコール性 脂肪肝炎	消
NB	neuroblastoma	神経芽細胞腫	小
NB	nichts besonders [G]	異常なし	一般
N-B(tube)	naso - biliary tube	鼻 - 胆道チューブ	一般
NBD	neurogenic bladder dysfunction	神経性膀胱機能障害	腎・泌
NC	no change	変化なし	一般
NC	no complaints	訴えなし	一般
NC	non corrigibile	視力矯正不能	眼

NCA	neurocirculatory asthenia	神経循環無力症	循
NCC	nucleated cell count	有核細胞数	血
n-CPAP	nasal continuous positive airway pressure	経鼻持続気道陽圧	呼
NCV	nerve conduction velocity	神経伝導速度	一般
ND	neck dissection	頚部郭清術	耳
ND,n.d.	not detectable,not detected	検出できない，検出されない	一般
ndE	nach dem Essen [G]	食後服用	薬
NDI	nephrogenic diabetes insipidus	腎性尿崩症	腎
NDS	narrow distal segment	胆管狭窄部	消
NE	norepinephrine	ノルエピネフリン	薬
NEC	necrotizing enterocolitis	壊死性腸炎	消
NEC	neuroendocrine carcinoma	内分泌癌	消
NEEP	negative end-expiratory pressure	呼気終期(末)陰圧	呼
NEFA	non-esterified fatty acid	遊離脂肪酸	一般
neg	negative	陰性の	一般
NERD	non-erosive reflux disease	非びらん性胃食道逆流症	消
NET	neuroendocrine tumor	神経内分泌腫瘍	消
NFLX	norfloxacin	ノルフロキサシン	薬

NG	nitroglycerin	ニトログリセリン	薬
NG tube	nasogastric tube	経鼻胃カテーテル	一般
NGF	nerve growth factor	神経成長（増殖）因子	一般
NGT	nasogastric tube	鼻腔栄養チューブ，経鼻の胃チューブ	一般
NGU	non-gonococcal urethritis	非淋菌性尿道炎	泌
NHL	non-Hodgkin's lymphoma	非ホジキンリンパ腫	血
NICU	neonatal intensive care unit	新生児集中治療部	一般
NIDDM	non-insulin dependent diabetes mellitus	インスリン非依存性糖尿病	代・内
NIPPV	non-invasive positive pressure ventilation	非侵襲的陽圧換気	耳
NK cell	natural killer cell	ナチュラルキラー細胞	血
NL	normal limits	正常範囲	一般
NLA	neuroleptanalgesia	神経遮断麻酔	麻
NLP	no light perception	視力零	眼
NMJ	neuromuscular junction	神経筋接合部	麻
NMR	nuclear magnetic resonance	核磁気共鳴	循・放
NMS	neuroleptic malignant syndrome	神経遮断性悪性症候群	脳神・精
NO	nitric oxide	一酸化窒素	一般・循

NOAEL	no observed adverse effect level	無毒性量	治験
NOMI	nonocclusive mesenteric infarction	非閉塞性腸間膜梗塞虚血	消
NOS	nitric oxide synthetase	一酸化窒素合成酵素	一般
NOTES	natural orifice translumenal endoscopy surgery	自然開口部越経管腔の内視鏡手術	消
NP,np	not particular	異常なし	一般
NPD	nocturnal peritoneal dialysis	夜間腹膜透析	腎
NPH	normal pressure hydrocephalus	正常圧水頭症	脳神・小
NPH	nucleus pulposus herniation	髄核ヘルニア	整
NPH insulin	neutral protamine hagedorn insulin	中間型インスリン	薬
NPN	non-protein nitrogen	非蛋白性窒素	一般
NPO	non per os [L]	禁飲食，絶食	消
NPPV	nasal positive pressure ventilation Non-invasive positive pressure ventilation	経鼻陽圧呼吸 非侵襲的の陽圧換気	呼
NPT	nocturnal penile tumescence	夜間勃起	泌
NR	normal range	正常範囲	一般

NREM	non rapid eye movement sleep	非レム睡眠	脳神・精
NS	nephrosclerosis	腎硬化症	腎
NS	nephrotic syndrome	ネフローゼ症候群	小・腎
NS	normal saline	生理食塩水	薬
NS	not significant	有意差なし	一般
Ns	nurse	看護師	一般
NSAID	nonsteroidal antiinflammatory drugs	非ステロイド性抗炎症剤	薬
NSCLC	non-small cell lung cancer	非小細胞肺癌	呼
NSE	neuron-specific enolase	ニューロン（神経）特異性エノラーゼ	内・代
NSF	nephrogenic systemic fibrosis	腎性全身性線維症	腎
NSR	normal sinus rhythm	正常洞調律	循
NSS	normal saline solution	生理食塩水	薬
NST	non-stress test	ノンストレステスト	産
NSVT	nonsustained ventricular tachycardia	非持続性心室(性)頻拍	循
NTD	not treatment decision	治療をしないという決定	一般
NTG	nitroglycerin	ニトログリセリン	薬
NUD	non-ulcer dyspepsia	潰瘍はないが消化器症状がある状態	消
NV	neurovascular	神経血管性	一般

NVAF	non-valvular atrial fibrillation	非弁膜性心房細動	循
NYD	not yet diagnosed	診断未確定	一般
NYHA	New York Heart Association classification of cardiac patient	ニューヨーク心臓協会心疾患機能分類	循・消
nyst	nystagmus	眼振	耳

O	objective data	客観的情報	一般
O	occipital	後頭部の	一般
O/W	oil in Water	水／油	薬
OA	osteoarthritis	変形性関節症, 骨関節症	ア・免・整
OAB	overactive bladder	過活動膀胱	泌
OAE	otoacoustic emission	耳音響放射	耳
OB	obstetrics	産科（学）	産
OB	occult blood	潜血	腎・泌尿
OB	ohne Befunde,ohne Besondere,ohne Beschwede [G]	所見なし, 異常なし, 苦痛(訴え)なし	一般
OC	oral cholecystography	経口胆嚢造影	消・放
OC	oral contraceptives	経口避妊薬	産
OC	ovarian cancer	卵巣がん	婦
OCD	obsessive-compulsive disorder	強迫性障害	精神
OD	oculus dexter [L]	右眼	眼
OD	orthostatic dysregulation	起立性調節障害	循・小
OD	overdose（over dose）	過剰投薬	薬
ODT	occlusive dressing technique	閉鎖包帯法	一般・皮
OFLX	ofloxacin	オフロキサシン	薬
OG	osmolality gap	オスモラリティ ギャップ	一般

OGTT	oral glucose tolerance test	経口ブドウ糖負荷試験	内・代
OH	ocular hypertension	高眼圧	眼
OHA	oral hypoglycemic agent	経口血糖降下薬	内・代
OHP	oxygen under high pressure	高圧酸素（療法）	耳
OHSS	ovarian hyperstimulation syndrome	卵巣過剰刺激症候群	産
Oint	ointment	軟膏	薬
OK	Ovarialkrebs [G]	卵巣癌	産
OKK	Oberkieferkrebs [G]	上顎癌	耳
OM	otitis media	中耳炎	耳
OMA	otitis media acuta	急性中耳炎	耳
OME	otitis media with effusion	滲出性中耳炎	耳
OMI	old myocardial infarction	陳旧性心筋梗塞（症）	循
ONFH	osteonecrosis of the femoral head	大腿骨頭壊死	外
OP	osmotic pressure	浸透圧	一般
OP,Op	operation	手術	一般
OPD	out-patient department	外来診察部門	一般
ope	operation,Operation [G]	手術	一般
Ophth	ophthalmology	眼科学	眼

OPLL	ossification of posterior longitudinal ligament	後縦靱帯骨化症	脳神・整
OR	operating room	手術室	一般
ORL	otorhinolaryngology	耳鼻咽喉科学	一般
ORT	orthoptist	視能訓練士	眼
Ortho	orthopedics	整形外科	整
OS	(mitral valve)opening snap	僧帽弁開放音	循
OS	osteosarcoma	骨肉腫	血・整
OSAS	obstructive sleep apnea syndrome	閉塞型睡眠時無呼吸症候群	呼
Osm	osmole	オスモル	一般
OSS	bone metastasis	骨転移(TNM分類)	一般
OSTEO	osteomyelitis	骨髄炎	血
OT	occupational therapy(therapist)	作業療法（士）	一般
OT	ocular tension	眼圧	眼
OTC drugs	over-the-counter drug	一般用医薬品, 大衆薬, 家庭薬	一般
Oto	otology	耳科学	耳
Ov	ovary; ovarian	卵巣（の）	産婦
OVA	old vascular accident	陳旧性脳血管障害	一般
Ova Ca	ovarian carcinoma	卵巣癌	産
OYL	ossification of yellow ligament	黄色靱帯骨化症	整

P	para [L]	分娩	産
P	parietal	頭頂部の, 頭頂葉の	一般
P	plan	計画	一般
P	plasma	血漿	一般
P	pressure	圧	一般
P	protein	タンパク質	一般
P	psychiatry	精神医学	精
P	pulse	脈拍	一般
P	P-wave	P 波（心電図上の）	循
p.c	post cibos, post cibum[L]	食後	薬
P.o, p.o, po	per os [L]	経口的に、口から（摂取する）	薬
p.r.n	pro re nata [L]	必要に応じて	薬
p/o	point out	指摘	一般
P/O, POD	post operative day	手術後, 術後日	一般
Pa	paranoia	パラノイア	精
PA	pernicious anemia	悪性貧血	血
PA	posteroanterior	背腹の	一般
PA	primary aldosteronism	原発性アルドステロン症	内・循
PA	prostatic antigen	前立腺抗原	泌
PA	pulmonary artery	肺動脈	呼
PA	pulmonary atresia	肺動脈閉鎖症	小
PAI-1	plasminogen activator inhibitor-I	プラスミノーゲン活性化因子抑制（阻害）物質-1	内・代

P-A (view, projection)	postero-anterior (view, projection)	後前撮影，背腹撮影	放
PAC	premature atrial contraction	心房(性)期外収縮	循
Paco₂	pulmonary alveolar carbon dioxide tension	肺胞(気)炭酸ガス分圧	呼
PAco₂,paco₂	partial pressure of carbon dioxide in artery	動脈血炭酸ガス分圧	一般
PAD	peripheral arterial disease	末梢動脈性疾患	内・代・循
Paf	paroxysmal atrial fibrillation	発作性心房細動	循
PAF	platelet activating factor	血小板活性因子	一般
PAN	periarteritis nodosa, polyarteritis nodosa [L]	結節性動脈周囲炎，結節性多発性動脈炎	ア・免
PAP	papillary adenocarcinoma	乳頭腺癌	一般
PAP	primary atypical pneumonia	原発性異型肺炎	呼
PAP	prostatic acid phosphatase	前立腺酸性ホスファターゼ	泌
PAP	pulmonary artery pressure	肺動脈圧	循・呼

PAP smear	Papanicolaou smear	パパニコロウ染色標本	一般
PAS	paraaminosalcylic acid	パラアミノ安息香酸,パス(抗結核薬)	薬
PAS	periodic acid Schiff stain	パス染色	一般
PAT	paroxysmal atrial tachycardia	発作性心房頻拍	循
PAWP	pulmonary artery wedge pressure	肺動脈楔入圧	循
PB	phenobarbital	フェノバルビタール	薬・脳神
PB	premature beat	期外収縮	循
PBC	primary biliary cirrhosis	原発性胆汁性肝硬変	消
PBL	peripheral blood lymphocyte	末梢血リンパ球	一般
PBMC	peripheral blood mononuclear cell	末梢血単核細胞	腎
PBP	penicillin-binding protein	ペニシリン結合蛋白	薬
PBP	progressive bulbar Paralysis, progressive bulbar palsy	進行性球麻痺	脳神
PBS	painful bladder syndrome	膀胱痛症候群	泌
PC	palliative care	緩和ケア	一般
PC	penicillin	ペニシリン	薬

PC	pericarditis constrictive	収縮性心膜炎	循
PC	pheochromocytoma	褐色細胞腫	内・泌・循
PC	photocoagulation	光凝固（法）	眼
PC	platelet concentrate	濃厚血小板	一般
PC	prostatic carcinoma	前立腺癌	泌
PCA	patient-controlled analgesia	自己調節鎮痛法	一般
PCA	posterior cerebral artery	後大脳動脈	脳神
PCB	benzylpenicillin potassium	ベンジルペニシリンカリウム	薬
PCF	pharyngoconjunctival fever	咽頭結膜熱	感
PCG	phonocardiogram	心音図	循
PCG	plain craniography	頭部単純X線撮影法	放
PCH	paroxysmal cold hemoglobinuria	発作性寒冷ヘモグロビン(血色素)尿症	血
PCI	percutaneous coronary intervention	経皮的冠動脈インターベンション	循
PCKD	polycystic kidney (disease)	多発性嚢胞腎腎多嚢胞症	腎
PCL	posterior cruciate ligament	後十字靭帯	整
PCO	carbon monoxide pressure	一酸化炭素分圧	一般
PCO	polycystic ovary	多嚢胞性卵巣	婦

PCO$_2$	partial pressure of carbon dioxide	炭酸ガス分圧	呼
PCPS	percutaneous cardiopulmonary support	経皮的心肺補助（装置）	循
PCR	polymerase chain reaction	ポリメラーゼ連鎖反応	一般
PCs	penicillins	ペニシリン系（類）	薬
PD	pancreatic duodenectomy	膵頭十二指腸切除術	消
PD	panic disorder	パニック障害	精
PD	Parkinson disease	パーキンソン病	脳神
PD	peritoneal dialysis	腹膜透析	内科
PD	personality disorder	人格障害	精
PD	pharmacodynamic	薬力（薬理）学	治験
PD	progressive disease	進行性病変	一般
PD	provisional diagnosis	仮診断, 暫定診断	一般
PDA	patent ductus arteriosus	動脈管開存（症）	小・循
PDD	pervasive development disorder	広汎性発達障害	耳
PDGF	platelet-derived growth factor	血小板由来成長因子	一般
PDL	prednisolone	プレドニゾロン	薬
PDR	proliferative diabetic retinopathy	増殖性糖尿病網膜症	内・代

PE	pericardial effusion	心嚢貯溜液(心臓液) 心膜液貯溜	循
PE	plasma exchange	血漿交換	消
PE	pulmonary embolism	肺塞栓症	呼
PE	pulmonary emphysema	肺気腫	呼
Ped	pediatrics	小児科学	小
PEEP	positive end- expiratory pressure (breathing)	呼気終末陽圧呼吸	呼
PEF	peak expiratory flow	最大(ピーク)呼気 流量	呼
PEG	pneumoencephalography	気脳造影法	脳神
PEG	percutaneous endoscopic gastrostomy	経皮的内視鏡下胃 瘻造設術	消
PER	peritoneum metastasis	腹膜転移	一般
PET	positron emission tomography	陽電子放射型断層 撮影 (法)	放
PF	patellofemoral(joint)	膝蓋大腿 (関節)	整
PFR	peak flow rate	最大流量, ピーク フロー値	呼
PG	Pharmacogenetics	薬理遺伝学	治験
PG	plasma glucose	血糖	代・内
PGE	prostaglandin E	プロスタグランジンE	薬
PGL	persistent generalized lymphadenopathy	持続性全身性 リンパ節腫脹	一般・ア・免
PGI$_2$	prostacyclin (prostaglandin I$_2$)	プロスタサイクリン (プロスタグラジン I$_2$)	薬

PGN	proliferative glomerulonephritis	増殖性糸球体腎炎	腎
PGU	postgonorrheal urethritis	淋疾後尿道炎	泌
PGx	pharmaco genomics	ゲノム薬理学	薬
PH	past history	既往歴	一般
PH	pondus hydrogenii [L], hydrogen ion exponent	水素イオン指数	一般
PH	portal hypertension	門脈圧亢進症	消
PH	prostatic hypertrophy	前立腺肥大症	泌
PH	public health	公衆衛生	一般
PH	pulmonary hypertension	肺高血圧症	循
PHC	photocoagulation	光凝固	眼
PhD	doctor of philosophy	博士	一般
pheo	pheochromocytoma	褐色細胞腫	内・泌・循
Phi	Philadelphia chromosome	フィラデルフィア染色体	血
PHN	postherpetic neuralgia	帯状疱疹後神経痛	脳神・麻
PHS	peripheral nervous system	末梢神経症	一般
PHT	phenytoin	フェニトイン（抗てんかん薬）	神経・小
physiol	physiolpgy	生理学	一般
PI	present illness	現症	一般
PI	pulmonary insufficiency	肺動脈弁閉鎖不全	循

PI3	phosphatidylinositol 3	ホスファチジルイ ノシトール3	消
PICA	posterior inferior cerebellar artery	後下小脳動脈	脳神
PICC	peripherally inserted central catheter	末梢挿入型中心 静脈カテーテル	内科
PICU	pediatric intensive care unit	小児科集中治療室	小
PID	pelvic inflammatory disease	骨盤（内）炎症性 疾患	脳神
PIE	pulmonary interstitial emphysema	間質性肺気腫	呼・ア・免
PIF	peak inspiratory flow	最大吸気流量(速)	呼
PIH	pregnancy induced hypertension	PIH（妊娠中毒症 特に高血圧を示 すもの）	産・循
PIP	proximal interphalangeal joint	近位指節間関節	整
PIPC	piperacillin	ピペラシリン （抗生物質）	薬
PK	Pankreaskrebs〔G〕	膵癌	消
PK	pharmacokinetics	薬物動態学	治験
PKD	polycystic kidney disease	多発性嚢胞腎	腎・泌
PKK	Pankreaskopfkrebs [G]	膵頭部癌	消
PKN	Parkinsonism [G]	パーキンソン症候群	脳神・精

PKU	phenylketonuria	フェニルケトン尿症	脳神・小
pl	platelet	血小板	一般
PLT	platelet	血小板	血
PM	pacemaker	ペースメーカー	循
PM	polymyositis	多発（性）筋炎	脳神
PMB	postmenopausal bleeding	閉経後出血	産
PMC	pseudomembranous colitis	偽膜性腸炎	消
PMD	primary myocardial disease	原発性心筋疾患	循
PMD	progressive muscular dystrophy	進行性筋ジストロフィ	脳神・小
PMDA	Pharmaceuticals and Medical Devices Agency	医薬品医療機器総合機構	治験
PML	progressive multifocal leukoencephalopathy	進行性多病巣性白質脳症	脳神・免
PML	prolapsing mitral leaflet	逸脱僧帽弁尖	循
PMN	polymorphonuclear neutrophil	多形核好中球	一般
PMNL	polymorphonuclear leukocytes	多形核白血球	一般
PMP	previous menstrual period	最終月経期	産

PMR	polymyalgia rheumatic	リウマチ性多発(性)筋痛(症)	膠原
PMS	premenstrual syndrome	月経前症候群	婦
PMV	prolapse of mitral valve	僧帽弁逸脱(症)	循
PN	peripheral nerve	末梢神経	一般
PN	pyelonephritis	腎盂腎炎	腎・泌
PN	polyarteritis nodosa	結節性多発性動脈炎	循・脳神・ア・免
PN	parenteral nutrition	非経口的栄養	消
PND	paroxysmal nocturnal dyspnea	発作性夜間呼吸困難	呼
PNH	paroxysmal nocturnal hemoglobinuria	発作性夜間ヘモグロビン(血色素)尿症	血
PNO	progressive nuclear ophthalmoplegia	進行性核性眼筋麻痺	脳神
PNP	peripheral neuropathy	末梢神経障害	一般
PNPB	positive-negative pressure breathing	陽陰圧呼吸	呼
PO (p.o.)	per os〔L〕	経口的に(処方)	薬
PO₂	partial pressure of oxygen	酸素分圧	一般
POB	phenoxybenzamine	フェノキシベンザミン	薬
POD	post operative day	術後日	一般
POEM	per-oral endoscopic myotomy	経口内視鏡的筋層切開術	消

POM	pain on motion	運動痛	整
POS	problem-oriented system	問題志向型システム	一般
Posm	plasma osmolality	血漿浸透圧	一般
post-op	postoperative	術後	一般
POX	peroxidase	ペルオキシダーゼ	血
PP	primipara [L]	初産	産
PP	pulse pressure	脈圧	循
Ppa	pulmonary arterial pressure	肺動脈圧	循
PPD	purified protein derivative tuberculin	精製ツベルクリン	薬
PPF	plasma protein fraction	血漿蛋白分画	一般
PPG	pylorus preserving gastrectomy	幽門輪温存胃切除術	消
PPH	primary pulmonary hypertension	原発性肺高血圧症	呼
PPI	proton pump inhibitor	プロトンポンプ 阻害薬	薬
PPN	peripheral parenteral nutrition	末梢静脈栄養	一般
PPP	palmoplantar pustulosis	手掌足底（掌蹠）膿疱症	皮
PPT	plasma prothrombin time	血漿プロトロンビン時間	一般・血

PQ(time)	atrio-ventricular conduction(time)	（心電図上の）P-Q 間隔	循
PR	partial remission	部分寛解	一般
PR	partial response	部分反応	一般
PR	PR interval	PR間隔（心電図上の）	循
PR	pulmonary regurgitation	肺動脈弁逆流	循
PR	pulse rate	脈拍数	循
PRA	plasma renin activity	血漿レニン活性	腎・泌・循
PRCA	pure red cell aplasia	赤芽球ろう	血
PRED	prednisone	プレドニゾン	薬
preg	pregnancy	妊娠	産
pre-medi	pre anesthetic medication	前投薬	薬
PRL	prolactin	プロラクチン	脳神
PROM	premature rupture of membranes	前期破水	産
PRP	platelet rich plasma	多血小板血漿	一般
PS	performance status	活動指標	一般
PS	phosphatidylserine	ホスファチジルセリン	内・代
PS	photic stimulation	光刺激	精
PS	pulmonary stenosis	肺動脈弁狭窄（症）	循
PS	pyloric stenosis	（先天性）幽門狭窄症	小・消
PSA	prostate specific antigen	前立腺特異抗原	泌

PSAGN	poststreptococcal acute glomerulonephritis	溶連菌感染後急性糸球体腎炎	泌・腎
PSD	psychosomatic disorder	心身症	精神
PSE	portosystemic encephalopathy	肝性脳症	消
PSG	polysomnogram	睡眠ポリグラフ	呼・精
PSGN	postinfectious glomerulonephritis	感染後糸球体腎炎	腎
PSL	prednisolone	プレドニゾロン	薬
PSMA	progressive spinal muscular atrophy	進行性脊髄性筋萎縮（症）	脳神
PSO	psoriasis vulgaris	尋常性乾癬	皮
PSP	phenolsulfonphthalein	フェノールスルホンフタレイン	消・腎・泌
PSP	progressive supranuclear palsy	進行性核上性麻痺	脳神
PSR	Patellarsehnen-Reflex [G]	膝蓋腱反射	一般・脳神・整
PSS	progressive systemic sclerosis	進行性全身性硬化症（強皮症）	ア・免
PSVT	paroxysmal supraventricular tachycardia	発作性上室性頻拍	循
PSW	psychiatric social worker	精神保健福祉士	一般
Psy	psychiatry	精神医学, 精神科	精
Pt	patient	患者	一般

PT	physical therapist	理学療法士	一般
PT	physical treatment	理学療法	内・代
PT	prothrombin time	プロトロンビン時間	一般
PTA	percutaneous transluminal angioplasty	経皮経管動脈形成 (術)	外・循
PTA	peritonsillar abscess	扁桃周囲膿瘍	耳
PTA	posttraumatic amnesia	外傷性健忘	脳神
PTA	prior to admission	入院前	一般
PTBD	percutaneous transhepatic biliary drainage	経皮経肝胆管ドレナージ	消
PTC	percutaneous transhepatic cholangiography	経皮経肝胆道(管)造影	放・消
PTCA	percutaneous transluminal coronary angioplasty	経皮経管冠(動脈)形成術	循
PTCD	percutaneous transhepatic cholangio drainage	経皮経肝胆道ドレナージ	消
PTCR	percutaneous transluminal coronary recanalization	経皮経管冠動脈血栓溶解療法 (再疎通術)	循・放
PTCS	percutaneous transhepatic cholangioscope	経皮経肝胆道内視鏡	消

PTE	pulmonary thromboembolism	肺血栓塞栓症	呼・循
PTGBD	percutaneous transhepatic gallbladder drainage	経皮経管胆嚢ドレナージ	消
PTH	parathyroid hormone	副甲状腺ホルモン	内分泌
PTMC	percutaneous transvenous mitral commissurotomy	経皮的経静脈的僧帽弁交連切開術	循
PTN	pyramidal tract neuron	錐体路ニューロン	脳神・精
PTO	percutaneous transhepatic obliteration	経皮経肝（食道静脈瘤）塞栓術	消
PTP	posterior tibial pulse	後脛骨動脈の拍動	一般・循
PTR	patellar tendon reflex	膝蓋腱反射	脳神・整
PTRA	percutaneous transluminal renal angioplasty	経皮的腎動脈拡張術	腎・泌・放
PTSD	post-traumatic stress disorder	心的外傷後ストレス障害	精神
PTX	parathyroidectomy	副甲状腺摘出術	一般
PTX	pneumothorax	気胸	呼
PV	pemphigus vulgaris	尋常（性）天疱瘡	皮
PV	plasma volume	血漿量	一般
PV	polycythemia vera	真性多血症	血
PV	portal vein	門脈	消

PV	pulmonary vein	肺静脈	呼・循
PV shunt	peritoneo-venous shunt	腹腔静脈短絡術	消
PVB	premature ventricular beat	心室期外収縮	循
PVC	premature ventricular contraction	心室期外収縮	循
PVD	peripheral vascular disease	末梢血管疾患（障害）	内・代
PVD	posterior vitreous detachment	後部硝子体剥離	内・代
PVE	prosthetic valve endocarditis	人工弁心内膜炎	循
PVG	pneumoventriculography	気脳室造影	脳神
PVH	periventricular high signal intensity	脳室周囲高信号域	脳神・精・放
PVL	periventricular lucency	脳室周囲低吸収域	脳神・精・放
PVN	paraventricular nucleus	傍室核	脳神
PVP	peripheral venous pressure	末梢静脈圧	循
PVR	peripheral vascular resistance	末梢血管抵抗	循
PVR	pulmonary valve replacement	肺動脈弁置換術	循
PVR	pulmonary vascular resistance	肺血管抵抗	循
PWB	partial weight bearing	部分荷重	整

PWP	pulmonary wedge pressure	肺動脈楔入圧, 肺毛細管圧	循
PWV	pulse wave velocity	脈波速度	循
Px	pneumothorax	気胸, 気胸術	呼
PZI	protamine zinc insulin	プロタミン亜鉛 インスリン	代・内・薬

Q

q.	quaque [L]	～毎に	薬
q.d.	quaque die [L]	毎日	薬
q.i.d.	quarter in die [L]	1日4回	薬
q.s.	quantum sufficit [L]	必要なだけ	薬
QA	quality assurance	品質保証	一般
QC	quality control	品質管理	一般
QF	Querfinger [G]	横指	一般
q.h.	quaque hora	毎時	一般
QOL	quality of life	生活の質	一般
Qp/Qs	ratio of pulmonary to systemic blood flow	肺／体血流比	循
QRS	QRS-wave	QRS波（心電図上の）	循
QS	QS interval,QS pattern	QS時間,QSパターン（心電図上の）	循
Qs/Qt	right to left shunt ratio	シャント率	循
QT	QT interal	QT時間（心電図上の）	循
QTc	correted QT	補正QT時間（心電図上の）	循

R	Respiratory quotient	呼吸商	呼
R	resistance	耐性, 抵抗 (性)	呼
R	respiration	呼吸、換気	呼
R	roentgen	レントゲン	一般・放
R	R-wave	R 波 (心電図上の)	循
R on T	R on T phenomenon	心電図において(R 波)と(T波)が重 なって出る心室性 期外収縮の一つ	循
R.V	right vision	右眼視力	眼
R/O	rule out	除外する	一般
RA	refractory anemia	不応性貧血	血
RA	rheumatoid arthritis	関節リウマチ	膠
RA	right atrium	右心房	循
RAD	right axis deviation	右軸偏位	循
RALP	robotic-assisted laparoscopic prostatectomy	ロボット支援前立腺 全摘術	泌
RAO	right anterior oblique	右前斜位像	放
RAP	right atrial pressure	右房圧	循
RAST	radioallergosorbent test	放射性アレルゲン 吸着試験	呼・ア・免
RBBB	right bundle branch block	右脚ブロック	循
RBC	red blood cell	赤血球	一般
RBF	renal blood flow	腎血流量	腎・泌

RC sign	red-color sign	発赤徴候	消
RCA	right coronary artery	右冠動脈	循
RD	Raynaud disease	レイノー病	循
RD	retinal detachment	網膜剥離	眼
RDS	respiratory distress syndrome	呼吸切迫症候群	呼・小
ref	reflex	反射	一般
REM	rapid eye movement sleep	急速眼球運動睡眠, レム睡眠, 逆説睡眠	脳神・精
RES	reticuloendothelial system	網内系	血
Ret	reticulocyte	網状赤血球	血
RF	renal failure	腎不全	腎・泌
RF	respiratory failure	呼吸不全	一般
RF	rheumatic fever	リウマチ熱	循
RFA	radiofrequency ablation	ラジオ波焼灼術 ラジオ波凝固療法	消
RFP	rifampicin	リファンピシン	薬
RH	retinal hemorrhage	網膜出血	眼
RHD	rheumatic heart disease	リウマチ性心疾患	循
RHF	right heart failure	右心不全	循
RI	radioisotope	放射性同位元素	腎・泌・放
RI	recombinant inbread	遺伝子組換え型 近交系	一般・薬
RI	regular insulin	レギュラーインスリン	代・薬

RICU	respiratory intensive care unit	呼吸器疾患集中治療室	呼
RIND	reversible ischemic neurologic deficit	回復性(可逆性)虚血性神経脱落症候	一般
RIST	radioimmunosorbent test	放射性免疫吸着試験	呼・ア・免
RK	Rectumkrebs [G], (rectal carcinoma, rectal cancer)	直腸癌	消
R-L	right to left	右から左へ	放
R-L shunt	right to left shunt	右 - 左短絡	循
RLE	right lower extremity	右下肢	一般
RLL	right lower limb	右下肢	整・一般
RLL	right lower lobe	右肺下葉	呼
RLQ	right lower quadrant	右下腹部	消
RLS	restless legs syndrome	むずむず脚症候群	一般
RML	right middle lobe	右肺中葉	呼
RMR	resting metabolic rate	安静代謝率	一般
RMV	respiratory minute volume	分時呼吸量	呼
RNA	ribonucleic acid	リボ核酸	血・一般
ROD	renal osteodystrophy	腎性骨(異栄養)症	腎
ROM	range of motion	関節可動域	整形・リハ
ROM	rupture of the membranes	破水	産
RP	retrograde pyelography	逆行性腎盂造影法	泌

rp.	recipe	処方	薬
RPA	right pulmonary artery	右肺動脈	呼・循
RPE	renal plasma flow	腎血漿流量	腎・泌
RPGN	rapidly progressive glomerulonephritis	急速性進行性糸球体腎炎	腎・泌
RPLN	retroperitoneal lymph node	後腹膜リンパ節	一般
RPP	radical perineal prostatectomy	根治の会陰式前立腺切除術	泌
RPR test	rapid plasma regin test	急速血漿レアギン試験	耳
RQ	respiratory quotient	呼吸商	呼
RR	recovery room	回復室	一般
RR	residual rate	残尿率	泌
RR	respiratory rate	呼吸数	呼・循
RR	risk ratio, relative risk	リスク比, 相対リスク, 相対危険度	内・代
RR	R-R interval	心電図 RR 間隔	循
RRP	relative refractory period	相対不応期	循
RRP	radical retropubic prostatectomy	根治の恥骨後前立腺切除術	泌
RRT	renal replacement therapy	腎代替療法	腎
RS	Raynaud's syndrome	レイノー症候群	循

RS virus	respiratory syncytial virus	RS ウイルス 呼吸器性シンシチウムウイルス	呼
RT	radiotherapy, radiation therapy	放射線療法	放
RT	retention time	保持時間	一般
rt	right	右の	一般
RT	rectal temperature	直腸温	一般
RTA	renal tubular acidosis	腎尿細管性アシドーシス	腎・泌
RTC	return to clinic	再診	一般
RTC	(a)round the clock	24 時間通しで	一般
RTH	radical total hysterectomy	広汎性子宮全摘術	産婦
RUE	right upper extremity	右上肢	一般
RUL	right upper limb	右上肢	一般・整
RUL	right upper lobe (of lung)	右肺上葉	呼
RUM	residual urine measurement	残尿測定	腎・泌
RUQ	right upper quadrant	右上腹部	消
RV	renal vein	腎静脈	腎・泌・放
RV	residual volurne	残気量	耳
RV	right ventricle	右心室	循
RVA	rib- vertebral angle	肋骨錐体角	一般・泌

RVEDP	right ventricular enddiastolic pressure	右室拡張末期圧	循
RVET	right ventricular ejection time	右室駆出時間	循
RVH	renovascular hypertension	腎血管性高血圧（症）	循
RVH	right ventricular hypertrophy	右室肥大	循
RVHT	renovascular hypertension	腎血管（動脈）性高血圧	腎・泌
RVR	rapid virological response	ウイルス学的超早期陰性化	消
Rx	prescription, recipe	処方	薬

S	sacral	椎仙椎の, 仙髄の	整
S	schizophrenia	統合失調症	精
s	second	秒	一般
S	senile	老人(性)の, 老年の	一般
S	serum	血清	一般
s	sinister [L]	左の	一般
S	subjective data	主観的情報	一般
S.L	saccharum lactis [L]	乳糖	薬
S/O	suspect of	疑い	一般
S I / IV	first/fourth heart sound	第Iから第IV心音	循
SA	spontaneous (natural) abortion	自然流産	産
SA	suicide attempt	自殺未遂, 自殺企図	精
SA block,SAB	sinoatrial block	洞房ブロック	循
SA node	sinoatrial node	洞房結節	循
SAD	seasonal affective disorder	季節性感情障害	精
SAD study	single ascending dose	用量漸増単回試験	治験
SAFA	saturated fatty acid	飽和脂肪酸	内・代
SAH	subarachnoid hemorrhage	くも膜下出血	脳神
SAIS	sleep apnea insomnia syndrome	睡眠時無呼吸不眠症候群	呼

SAM	systolic anterior movement	収縮期前方運動	循
SAO₂	arterial oxygen saturation	動脈血酸素飽和度	循・呼
SAP	stable angina pectoris	安定狭心症	循
SARS	severe acute respiratory syndrome	重症急性呼吸器症候群	呼
SAS	sleep apnea syndrome	睡眠時無呼吸症候群	呼
SB	sinus bradycardia	洞（性）徐脈	循
SB	spontaneous breathing	自発呼吸	一般
SB	suction bag	吸引バッグ	一般
SBC	solitary bone cyst	孤立性骨嚢腫	整
SBE	shortness of breath on exertion	労作時息切れ	呼・循
SBE	subacute bacterial endocarditis	亜急性細菌性心内膜炎	循
SBP	spontaneous bacterial peritonitis	特発性細菌性腹膜炎	消
SBP	systolic blood pressure	収縮期血圧	一般
SBS	sinobronchial syndrome	副鼻腔気管支症候群	耳
Sc	schizophrenia	統合失調症	精
SC	sigmoid colon	S状結腸	消
sc	sternoclavicular	胸鎖関節の	整
SC	subcutaneous	皮下	薬
SC	subcutaneous injection	皮下注射	薬

sc	supraclavicular	鎖骨上窩	一般
SCA	selective celiac angiography	選択的腹腔動脈造影 選択的腹腔動脈造影法	消
SCA	serous cystadenoma	漿液性嚢胞腺腫	消
SCA	superior cerebellar artery	上小脳動脈	脳神
SCAG	selective celiac angiography	選択的腹腔動脈造影 （撮影）	放
SCC	small cell carcinoma	小細胞癌	呼
SCC	squamous cell carcinoma	扁平上皮癌	呼・循
Schiz	schizophrenia	統合失調症	精
SCI	spinal cord injury	脊髄（脊椎）損傷	救急
sci	subcutaneous injection	皮下注射	内・代
SCID	severe combined immunodeficiency	重症複合免疫不全 （症）	免
Scinti	scintillation, scintigram	シンチレーション, シンチグラム	放
SCL	spinal cord injury	脊髄損傷	整・脳神
SCL	supracricoid laryngectomy	輪状軟骨上喉頭 摘出術	耳
SCLC	small cell lung carcinoma	肺小細胞癌	呼
SCLE	subacute cutaneous lupus erythematosus	亜急性皮膚エリテ マトーデス	ア・免
SCN	suprachiasmatic nucleus	視交叉上核	内・代

Scr	serum creatinin	血清クレアチニン	一般
SCU	stroke care unit	脳卒中集中治療室	脳神
SCV	sensory nerve conduction velocity	知覚神経伝導速度	脳神・整・代・内
SD	scleroderma	強皮症	内科
SD	senile dementia	老年期認知症	脳神・精・放
SD	sudden deafness	突発性難聴	耳
SDB	sleep-disordered breathing	睡眠呼吸障害	呼
SDH	subdural hematoma	硬膜下血腫	脳神
SE	side effect	副作用	薬
SE	status epilepticus	てんかん重積状態	脳神・小
Seg	segmented neutrophils	分葉核好中球	一般
SEM	systolic ejection murmur	収縮期駆出性雑音	循
SF	scarlet fever	猩紅熱	感染
SF	spinal fluid	髄液	脳神
SG	skin graft	皮膚移植 [片]	皮
S-G	Swan-Ganz catheter	スワンガンツ カテーテル	循
SGA	small for gestational age	胎内発育遅延児	産
SGB	stellate ganglion block	星状神経節ブロック	脳神
Sgt	Schwangerschaft[G]	妊娠	産
SI	stroke index	拍出指数	内・代

SIADH	syndrome of inappropriate secretion of antidiuretic hormone	抗利尿ホルモン不適合分泌症候群	脳神
SIDS	sudden infant death syndrome	乳幼児突然死症候群	小
sig	signet ring cell carcinoma	印環細胞癌	消
SIMV	spontaneous intermittent mandatory ventilation	自己誘発性間歇的強制換気（呼吸）	耳
SIRS	systemic inflammatory response syndrome	全身性炎症反応症候群	呼・一般
SIT	serum inhibition test	血清抑制試験	耳
SjS	Sjögren syndrome	シェーグレン症候群	膠
SJS	Stevens-Johnson syndrome	スティーブン・ジョンソン症候群	ア・免・薬
SLE	systemic lupus erythematosus	全身性エリテマトーデス	膠
SLIT	sublingual immunotherapy	舌下免疫療法	耳
SLO	scanning laser ophthalmoscope	レーザー走査型眼底鏡	内・代
Sm	submucosa	粘膜下層	消
SMA	smooth muscle antibody	平滑筋抗体	一般

SMA	superior mesenteric artery	上腸間膜動脈	消
SMBG	self monitoring of blood glucose	自己血糖測定	代・内
SMCP	submucous cleft palate	粘膜下口蓋裂	耳・小
SMI	silent myocardial ischemia	無症候性心筋虚血	循
SMON	subacute myelooptico-neuropathy	亜急性脊髄視神経障害	脳神
SMT	submucosal tumor	粘膜下腫瘍	消
SMV	superior mesenteric vein	上腸間膜静脈	消
SNRI	serotonin noradrenalin reuptake inhibitor	セロトニン・ノルアドレナリン再取り込み阻害薬	薬
SNS	sympathetic nervous system	交感神経系	一般
SO	sphincter of oddi	オッデイ括約筋	消
SOAP	subjective objective assessment plan	問題志向評価法（POS, POMR）	一般
SOB	shortness of breath	息切れ；呼吸困難	呼・循
SOD	dysfunction of sphincter of Oddi, sphincter of Oddi dysfunction	乳頭括約筋機能不全	消
SOL	space occupying lesion	占拠性病変	一般

Sol	solutio [L]	溶液	薬
SOP	standard operating procedure	標準業務手順書	一般・治験
SP	sputum [L]	痰	一般
SP	spleen	脾臓	消
SpO₂	arterial oxyhemoglobin saturation	動脈血酸素飽和度	呼・循
SpAb	spontaneous abortion	自然流産	産
SPECT	single photon emission computed tomography	シングルフォトンエミッションコンピュータ断層撮影	放
SPMA	spinal progressive muscular atrophy	脊髄性進行性筋萎縮(症)	脳神
SPS	single port surgery	単孔式腹腔鏡下手術	消
SPS	systemic progressive sclerosis	全身性進行性硬化症	一般
SQ	subcutaneous	皮下の	一般・薬
SR	sarcoplasmic reticulum	筋小胞体	整・小・内・代
SR	sinus rhythm	洞調律	循
SR	sutures removed	抜糸	一般
SRE	skeletal-related event	骨病変(転移、骨折)	整
SRS-A	slow-reacting substance of anaphylaxis	アナフィラキシー遅発反応物質	ア・免
SRT	stereotactic radiotherapy	定位放射線治療	放
SS	Schwangerschaft [G]	妊娠	産・一般
SS	subaortic stenosis	大動脈弁下部狭窄	循

SSc	systemic sclerosis	全身性硬化症	膠
SSI	surgical site infection	手術部位感染	一般
SSPE	subacute sclerosing panencephalitis	亜急性硬化性全脳炎	脳神
SSRI	selective serotonin reuptake inhibitor	選択的セロトニン再取り込み阻害薬	薬
SSS	sick sinus syndrome	洞不全症候群	循
SSSS	staphylococcal scalded skin syndrome	ブドウ球菌性熱傷様皮膚症候群	循・皮
ST	speech therapist	言語療法士	一般
ST	stomach tube	胃管チューブ	一般
ST	ST-segment	ST 部分（心電図）	循
ST	sulfamethoxazole-trimethoprim	スルファメトキサゾールートリメトプリム合剤(ST合剤)	薬
STA	superficial temporal artery	浅側頭動脈	一般・ア・免
status	status spilepticus [L]	痙攣重積状態	小・脳神
STC	slow transit constipation	腸通過時間遅延性便秘	消
STD	sexual transmitted disease	性行為感染症	一般
STH	simple total hysterectomy	単純子宮全摘術	婦
STI	sexually transmitted infection	性感染症	一般
STI	systolic time intervals	心室収縮時間	循

STM	short-term memory	短期記憶	脳神
STS	serologic test for syphilis	梅毒血清検査	感染・一般
STV	short term variability	胎児心拍数細変動	産
SU	sulfonyl urea	スルホニル尿素剤	代・内・薬
Subdura	subdural hematoma	硬膜下血腫	脳神
Sub-Q	subcutaneous	皮下の	薬
SUI	stress urinary incontinence	ストレス性尿失禁	精
supp	suppository	坐薬	薬
SV	stroke volume	1 回心拍出量	一般・循
SVC	supraventricular contraction	上室性収縮	循
SVC	superior vena cava	上大静脈	循
SVCS	superior vena cava syndrome	上大静脈症候群	呼
SVG	saphenous vein graft	大伏在静脈移植片	循
SVPC	supraventricular premature contraction	上室性期外収縮	循
SVRI	systemic vascular resistance index	全末梢血管抵抗係数	循
SVT	supraventricular tachycardia	上室性頻拍	循
SW	social worker	ソーシャルワーカー	一般
syr	syrup	シロップ	小・内科
syst	systolic	収縮期の	循
SZ,Sz	schizophrenia	統合失調症	精

T

T	temperature	体温、温度	一般
T	temporal	側頭部の, 側頭葉の 側頭骨の	一般
T	thoracic	胸椎の, 胸髄の	一般・整
T	T-wave	T 波（心電図上の）	循
t.d.s.	ter die sumendum [L]	1 日 3 回服用	薬
T/F,TOF	tetralogy of Fallot	ファロー四徴候	循・小
T・OT	ocular tension	眼圧	眼
T₁/₂	half life	半減期	一般・薬・放
T3	triiodothyronine	トリヨードサイロ ニン	内
T4	tetraiodothyronine	テトラヨードサイ ロニン	内
TA	temporal arteritis	側頭動脈炎	ア・免
TA	tibialis anterior [L]	前脛骨（筋, 動脈）	整
TA	traffic accident	交通事故	整・一般
TA	tricuspid atresia	三尖弁閉鎖（症）	循
TA	typhus abdominalis [L]	腸チフス	消
TAA	thoracic aortic aneurysm	胸部大動脈瘤	循
TAA	tumor-associated antigen	癌関連抗原	一般
tab	tabella [L]	錠剤	薬
TACE	transcatheter arterial chemoembolization	肝動脈化学塞栓療法	消
tachy	tachycardia	頻脈	循

TAE	transcatheter arterial embolization	経カテーテル動脈塞栓術	脳神
TAH	total abdominal hysterectomy	腹式全子宮切除術	婦
TAI	transhepatic arterial infusion	肝動脈注入療法	消
TAO	thromboangiitis obliterans [L]	閉塞性血栓性血管炎バージャー病	循
TAP	tricuspid valve annuloplasty	三尖弁輪形成術	循
TAPVR	total anomalous pulmonary venous return	全肺静脈還流異常	循・小
TB	tuberculosis	結核	呼
TBB	transbronchial biopsy	経気管支生検	呼
Tbc	tuberculosis [E] [L]	結核症	呼・一般
TBI	thyroxine-binding index	サイロキシン結合指標	内・代
T-Bil	total bilirubin	総ビリルビン	消・検査
TBL	tracheobronchial lavage	気管支洗浄	呼
TBLB	transbronchial lung biopsy	経気管支的肺生検	呼
TBS	total body surface	全体表面積	内・代
TBV	total blood volum	全血液量	一般
TBW	total body water	体内総水分量	一般
TC	tetracycline	テトラサイクリン	薬

TC	total cholesterol	総コレステロール	一般・内 代・循
TCA	tricycline antipsychotis	三環系精神病薬	精・薬
TCC	transitional cell carcinoma	移行上皮癌	腎・泌
T-CHO	total cholesterol	総コレステロール	一般・内
TD	tardive dyskinesia	遅発性ジスギネジア	薬・精
TD	ter die [L]	1日3回	薬
Td	tetanus and diphtheria toxoids for adult	成人用破傷風 ジフテリアトキ ソイドワクチン	薬
TDM	therapeutic drug monitoring	治療薬物モニタリ ング	治験・薬
TdP	Torsade de Pointe	多形心室頻脈	循
TEE	transesophageal echocardiography	経食道心エコー法	循
TEN	toxic epidermal necrolysis	中毒性表皮壊死症	皮・薬
TF	transcription factor	転写因子	一般
T-F shunt	tracheo-esophageal shunt	気管食道シャント	耳
TG	triglyceride	トリグリセリド	一般・内
TGA	transient global amnesia	一過性全健忘	脳神・精
TGA	transposition of great arteries	大血管転位症	小・循
TGF	transforming growth factor	形質転換増殖因子	血

Th	thoracic	胸椎の	整
Th1～12	thoracic vertebral	第1～12胸椎	整
THA	total hip arthroplasty	全人工股関節置換術	整
THR	total hip replacement	全人工股関節置換術	整
TI	tricuspid insufficiency	三尖弁閉鎖不全（症）	循
TIA	transient ischemic attack	一過性（脳）虚血（乏血）発作	脳神
TIBC	total iron-binding capcity	総鉄結合能	血
tid	ter in die	1日3回	薬
TJ	triceps jerk	上腕三頭筋腱反射	一般・整
TKR	total knee replacement	膝関節全置換術	整
TLC	toptal lymphocyte count	総リンパ球	血
TLC	total lung capacity	全肺気量	呼
TLE	temporal lobe epilepsy	側頭葉てんかん	脳神・精・小
TM	thrombomodulin	トロンボモジュリン	内・代
TM	tropomyosin	トロポミオシン	内・代
TM	tumor marker	腫瘍マーカー	一般
TM,Tm	tympanic membrane	鼓膜	耳
TMAb	thyroid microsomal antibody	甲状腺ミクロソーム抗体	内
TMD	trochanter malleolar distance	下肢長	整
TN	trigeminal neuralgia, trigeminal nerve	三叉神経痛、三叉神経	脳神・麻
Tn	Troponin	トロポニン	循

TNF	tumor necrosis factor	腫瘍壊死因子	消
TNF-α	tumor necrosis factor-α	腫瘍壊死因子アルファー	耳
TNM 分類	tumor-node-metastasis classification	UICC による悪性腫瘍の進展度に関する国際的分類	一般
TNR	tonic neck reflex	緊張性頚反射	一般
TOB	tobramycin	トブラマイシン	薬
Tod	tensio oculi dextri [L]	右眼眼圧	眼
TOF	tetralogy of Fallot	ファロー四徴候	小・循
Tomo	tomography	(X 線) 断層撮影	放
TORCH	toxoplasma-rubellacytomegaloherpes	トキソプラズマ-風疹-サイトメガロヘルペス	小
TORP	total ossicular replacement prosthesis	人工耳小骨	耳
Tos	tensio oculi sinstri [L]	左目眼圧	眼
TOS	thoracic outlet syndrome	胸郭出口症候群	整
total	total gastrectomy	胃全摘出	消
TP	total protein	総蛋白	一般
TP	Treponema pallidum	梅毒トレポネーマ（トレポネーマ・パリズム）	ア・免
TPA	total parenteral alimentation	完全経静脈栄養	一般

t-PA	tissue plasminogen activator	組織（型）プラスミノーゲン活性化因子	脳神経
TPHA	Treponema pallidum hemagglutination test	梅毒病原体赤血球凝集能反応	感染・一般
TPN	total parenteral nutrition	完全静脈栄養法	一般
TPO	thrombopoietin	トロンボポエチン	血
TPO	thyroid peroxidase	甲状腺ペルオキシダーゼ	内・代
TPR	total peripheral vascular resistance	全末梢血管抵抗	循
TPV	total plasma volume	全（総）血漿量	一般
TPVR	total pulmonary vascular resistance	全肺血管抵抗	呼
tr	traction	牽引	整
TR	tricuspid regurgitation	三尖弁逆流（症）	循
TR	tuberculin reaction	ツベルクリン反応	一般
TRAb	TSH receptor antibody	TSH 受容体抗体	内・代
TRBF	totasl renal blood flow	総腎血流量	腎
TRD	traction retinal detachment	牽引性網膜剥離	内・代
Treg	regulatory T cell	制御性 T 細胞	耳
TRH	thyrotropin-releasing-hormone	甲状腺刺激ホルモン放出ホルモン	脳神
TRNB	transrectal needle biopsy	経直腸的針生検	泌

Trp	tryptophan	トリプトファン	消
TRPF	total renal plasma flow	全腎血漿流量	腎
TRUS	transrectal ultrasonography	経直腸の超音波断層法	泌
TS	tricuspid stenosis	三尖弁狭窄（症）	循
TS	tuberous sclerosis	結節性硬化症	ア・免
TSA	tumor-specific antigen	癌特異的抗原	一般
TSH	thyroid-stimulating hormone	甲状腺刺激ホルモン	内
TSLS	toxic shock-like syndrome	劇症 A 群溶連菌感染症	耳
TSS	toxic shock syndrome	（中）毒性ショック症候群	一般
TSST	toxic shock syndrome toxin	毒素性ショック症候群毒素	一般
TT	thrombin time	トロンビン時間	血・一般
TTA	transtracheal aspiration	経気管吸引（法）	呼
TTAB	transtracheal aspiration biopsy	経気管吸引生検	呼
TTE	transthoracic echocardiography	経胸壁心臓超音波検査	循
TTP	thrombotic thrombocytopenic purpura	血栓性血小板減少性紫斑病	血
TTR	triceps tendon reflex	三頭筋反射	一般・整
TTT	thymol turbidity test	チモール混濁試験	一般

TUC	transurethral coagulation	経尿道的凝固術	泌
TUL	transurethral ultrasonic lithotomy(transurethral ureterolithotripsy)	経尿道的尿管砕石術 経尿道的結石破砕術	腎・泌
TUMT	transurethral microwave thermotherapy	経尿道的マイクロ波高温度治療	泌
TUNA	transurethral needle ablation of the prostat	経尿道的前立腺針焼灼術	泌
TUR	tranurethral resection	経尿道的切除術	腎・泌
TUR-BT	transurethral resection of bladder tumor	経尿道的膀胱腫瘍切除術	腎・泌
TUR-P	transurethral resection of prostate	経尿道的前立腺切除（術）	腎・泌
TUV	total urine volurne	全尿（24時間尿）	一般
TV	tidal volume	1回換気量	呼
TV	trichomonas vaginalis	腟トリコモナス	婦
TV	tricuspid valve	三尖弁	循
TVC	timed vital capacity	時間（限）肺活量	呼
TVH	total vaginal hysterectomy	腟式子宮全摘術	婦
TVP	transurethral electrovaporization of prostate	経尿道的前立腺電気蒸散術	泌

TVR	total vascular resistance	全（総）血管抵抗	循
TVR	tricuspid valve replacement	三尖弁置換（術）	循
Tx	thromboxane	トロンボキサン	循
Tx	traction	牽引	整
Tx	treatment	治療、処置	一般
TZ	transition zone	移行域，移行領域，前立腺移行領域	泌

U

U	urea	尿素	一般
UA	uric acid	尿酸	一般
UAE	urinary albumin excretion	尿中アルブミン排泄	内・代・腎
UAE	uterine artery embolization	子宮動脈塞栓術	婦
UAP	unstable angina pectoris	不安定狭心症	循
UBT	urea breath test	尿素呼気試験	消
UC	ulcerative colitis	潰瘍性大腸炎	消
UC	urothelial carcinoma	尿路上皮癌	泌
UCG	ultrasonic cardiogram	心エコー図	循
UCTD	unclassified connerctive tissue disease	分類不能の結合織疾患	ア・免
UD	ulcus duodeni [L]	十二指腸潰瘍	消
UDCA	ursodeoxycholic acid	ウルソデオキシコール酸	消
UDS	urodynamic study	尿流動態検査	泌
UES	upper esophageal sphincter	上部食道括約筋	消
UFA	unesterified fatty acid	遊離脂肪酸, 非エステル化脂肪酸	代
UFR	ultrafiltration rate	除水速度	腎
UFRP	ultrafiltration coefficient	限外濾過率	腎
UFT	tegafur-uracil	テガフールウラシル配合剤	薬

UG	urethrography	尿道造影	泌・放
Ug	unguentum [L]	軟膏	薬
UGI	upper gastrointestinal tract (series)	上部消化管（撮影）	消・放
UHL	unilateral hilar lymph node enlargement	一側性肺門リンパ節	呼・放
UI	urgency incontinence	切迫性尿失禁 切迫失禁	泌
UIBC	unsaturated iron-binding capacity	不飽和鉄結合能	消
UK	urokinase	ウロキナーゼ	脳神
UMIN	University hospital Medical Information Network	大学病院医療情報 ネットワーク	治験
UMN	upper motor neuron	上位運動ニューロン	脳神
UN	urea nitrogen	尿素窒素	一般
Ung	unguentum [L]	軟膏	薬
UNHS	universal newborm hearing screening	新生児聴覚スク リーニング	耳
UP	urine protein	尿タンパク	腎
UPC	unknown primary carcinoma	原発不明癌	一般
UPJ	ureteral pelvic junction	腎盂尿道管移行部	腎・泌・放
UPP	urethral pressure profile	尿道内圧曲線	泌

upper GI series	upper gastrointestinal series	上部消化管造影	放・消
URI	upper respiratory infection	上部呼吸器感染 上気道感染	呼
URI	upper respiratory infection	上気道感染（症）	呼
Uro	urology	泌尿器科学	泌
US	ultrasonography	超音波検査	放・一般
US	urinal sugar	尿糖	腎・泌・代・内
USL	ultrabsonic lithotripsy	超音波砕石術	消・泌
USN	ultrasonic nebulizer	超音波ネブライザー	呼
Ut	upper intra-thoracic esophagus	胸部上部食道	耳・消
Ut Ca	cancer of uterus	子宮癌	産
UTI	urinary tract infection	尿路感染症	泌尿・感染
UV	ulcus ventriculi [L]	胃潰瘍	消
UV	ultraviolet light	紫外線	一般・皮
UV	urine volume	尿量	腎・泌・一般
UVJ	ureterovesical junction	尿管膀胱移行部	泌・放

V	respiratory (minute) volume	換気量	呼
V	vein	静脈	一般・循
V	vena [L]	静脈（単数）	一般
v	viral	ウイルスの	一般
V	vitamin	ビタミン	薬
V	volt	ボルト(電圧の単位, 電位(差)の単位, W/A)	呼
v.d	visus dextra [L]	右眼視力	眼
v.d.E	vor dem Essen [G]	食前服用、(毎)食前	薬
v.d.S	vor dem Schlafen [G]	就寝前服用	薬
V・VA	Visual acuity	視力	眼
VA	variant angina	異型狭心症	循
VA	vertebral artery	椎骨動脈	脳神
VA	virus-associated	ウイルス関連の	一般
V-A shunt	ventriculo-atrial shunt	脳室-心房シャント	脳神
VAC	vacuum-assisted closure therapy	持続陰圧吸引療法	呼
VAD	ventricular assist device	心室補助装置	循
VAG	vertebral arteriography	椎骨動脈撮影	脳神・放
VAP	variant angina pectoris	異型狭心症	循
VAP	ventilator associated pneumonia	人工呼吸器関連肺炎	呼

VAS	ventricular assist system	補助人工心臓	循
VAS	visual analogue scale	ビジュアル・アナログ・スケール	一般
VAT	ventriicular activation time	心室活動時間	循
VATS	video-assisted thoracic surgery	胸腔鏡下手術	耳
VBA	vertebrobasilar artery	椎骨脳底動脈	脳神・放
VBI	vertebrobasilar insufficiency	椎骨脳底動脈循環不全	脳神
VC	vena cava 〔L〕	大静脈	一般
VC	vital capacity	肺活量	一般・呼吸
VCAM	vascular cell adhesion molecule	血管細胞接着分子	一般
VCG	vector cardiogram	ベクトル心電図	循
VCG	voiding cystourethrography	排尿時膀胱尿道造影	泌・放
VCM	vancomycin	バンコマイシン	薬
VCR	vestibulocollic reflex	前庭頸反射	耳
VCR	vesicoureteral reflux	膀胱尿管逆流	泌
VCS	vena cava superior [L]	上大静脈	一般
VCUG	voiding cystourethrography	排尿時膀胱尿道造影法	泌
VD	dead space volume	死腔量	呼
VD	vascular dementia	血管性認知症	脳神
VD	venereal disease	性病	感染・一般

Vd,VD	volime of distribution	分布容積, 分布容量	薬
VDCC	voltage-dependent calcium channel	電位依存性カルシウムチャネル	内・代
VDT	visual display terminal	（視覚）ディスプレイ末端装置 視覚標示端末装置	一般
VE	minute ventilatory (ventilation) volume	分時換気量	呼
VE	vacuum extraction	吸引分娩	産
VEDP	ventricular end-diastolic pressure	心室拡張終（末）期圧	循
VEGF	vascular endothelial growth factor	血管内皮（細胞）増殖因子	一般
VEMP	vincristine, endoxan, 6-mercaptopterin, predonisolone	ビィンクリスチン エンドキサン 6-MP, プレドニゾロン4者療法	薬
VEP	visual evoked potential	視覚誘発電位	内科学
VF	visual field	視力, 視野	眼
Vf	visual field	視野	内科学
VF,Vf	ventricular fibrillation	心室細動	循
VIII-C	factor VIII coagulant activity	第 VIII 因子凝固活性	血
VIP	vasoactive intestinal polypeptide	血管作動性腸管ポリペプチド	消

VLAP	visual laser ablation of the prostate	直視下レーザー前立腺焼灼術	泌
VLBW	very low birth weight	出生時超低体重	小
VLCD	very low caloric diet	超低カロリー食	一般
VLDL	very lowdensity lipoprotein	超低比重リポ蛋白	一般・代・内
VMH	ventromedial hypothalamic nucleus	視床下部腹内側核	内・代
VMS	vena mesenterica superior	上腸間膜静脈	一般・消
vol	volume	容積、体積	一般
VOR	vestibulo-ocular reflex	前庭眼反射	耳
VP	variegate porphyria	異型ポルフィリン症	消
VP	vascular Parkinson's disease	血管性パーキンソン病	脳神・精
VP	venous pressure	静脈圧	一般
VPA	valproic acid	バルプロ酸	薬
VPC	ventricular premature contraction	心室期外収縮	循
VRD	viral respiratory disease	ウイルス性呼吸器疾患	循
VRE	vancornycin-resistant enterococcus	バンコマイシン耐性腸球菌	消・感
VS	visual suppression	視性抑制	耳
Vs,vs	vital signs	生命徴候	一般
Vs,vs	versus [L]	に対して、～対～	一般
VSA	vasospastic angina	冠動脈攣縮性狭心症	循

VSD	ventricular septal defect	心室中隔欠損(症)	循
VSMC	vascular smooth muscle cell	血管平滑筋細胞	内・代
VSP	ventricular septal perforation	心室中隔穿孔	循
VT	tidal volume	1回換気量	呼
VT	ventricular tachycardia	心室性頻拍	循
VT	Verhaltenstherapie [G]	行動療法	精・脳神
VT	voiding time	排尿時間	泌
VTH	vaginal total hysterectomy	膣式子宮全摘出術	産
VUR	vesicoureteral reflux	膀胱尿管逆流(現象)	内科学
VVR	vasovagal reaction	血管迷走神経反射	脳神
VWF	von Willebrand factor	フォン・ヴィルブランド因子	血
VZV	varicella-zoster virus	水痘・帯状疱疹ウイルス	感染・一般

W/C	wheelchair	車椅子	整
W/O	water in oil	油中水	一般・薬
WAIS	Wechsler Adult Intelligence Scale	ウエクスラー成人知能検査	脳神・精
WaR	Wassermann reaction	ワッセルマン反応	一般
WB	western blotting	ウエスタンブロッティング法	一般
WBC	white blood cell	白血球	一般
WF	warfarin	ワルファリン	薬
WHVP	wedged hepatic venous pressure	閉塞肝静脈圧肝静脈楔入圧	消
WNL	within normal limit	正常範囲	一般
WPW	Wolff-Parkinson white syndrome	ウオルフーパーキンソンホワイト症候群	循
Wt	weight	体重	一般

X matching	cross matching	交叉試験	一般・血
XP	xeroderma pigmentosum	色素性乾皮症	小
X-P	X-ray photograph	レントゲン写真	放
XXY	Klinefelter syndrome	クラインフェルター症候群	内

Y/O	years old	歳	一般
YG	Yatabe- Guildford personality inventory	矢田部・ギルフォード性格検査（YG テスト）	精
YOB	year of birth	生年	一般

Z

Z	zwischen[G]	(食) 間	薬
z.d.E	zwischen dem Essen[G]	食間服用	薬
ZDS	zinc deficiency syndrome	亜鉛欠乏症候群	消
Z-E syndrome	Zollinger-Ellison syndrome	Zollinger-Ellison 症候群	消
ZK	Zervixkrebs〔G〕	子宮頸部癌	産
Z-line	zigzag line	ジグザグ線（食道噴門接合部）	消
ZS	zincsable〔G〕	亜鉛華軟膏	薬
α 1-AG	α 1-acid glycoprotein	α 1酸性糖蛋白	薬
β 1	β 1 receptor	β 1受容体	一般
β 2-MG	β 2-microglobulin	β 2ミクログロブリン	腎・泌
N	normal〔G〕	規定	一般・薬

所 見 用 語

Ⅰ st sound	Ⅰ音
Ⅱ nd sound	Ⅱ音
abdomen	腹部
abdominal	腹式，腹部の
abdominal distention	腹部膨満
abdominal pain	腹痛
abduction	外転
aberrant	異所の
ablation	剥離
abnormal bleeding	異常出血，不正出血
abortion	流産
abscess	膿瘍
absence	（てんかん発作）アブサンス
absent	欠損
absorption	吸収
abstinence	禁断
abuse	乱用
accommodation	調節反射
accumulation	蓄積
achalasia	アカラジア
Achilles	アキレス（腱反射）
acidosis	アシドーシス
acne	痤瘡
acoustic	聴覚の
acquired	後天性の
acute	急性の

adenopathy	リンパ節腫脹
addiction	嗜癖
adenocarcinoma	腺癌
adenoma	腺腫
adenopathy	腺症
adhesion	癒着
adipose	脂肪の
adjunctive	付属の
administration	投与
admission	入院
adolescent	青年期の
adrenal	副腎の
adverse	有害な
aerobic	好気性の
afebrile	無熱性の
afferent	求心性の
afterload	後負荷
agglutination	凝集
aggregation	凝集
agitation	興奮
agnosia	失認
agranulocytosis	無顆粒球症
airway	気道
albuminuria	蛋白尿、アルブミン尿
alert	清明（意識が）
alopecia	脱毛症
alveolar	肺胞の

alveolus, alvepli	肺胞
ambulatory	外来の
amenorrhea	無月経
amnesia	健忘症
amniotic, amnionic	羊膜の
amplitude	振幅, 深さ
amputation	切断
amyotrophic	筋萎縮 (性) の
anabolic	蛋白 (質) 同化性の
anaerobic	嫌気性の
analgesic	鎮痛性の、鎮痛薬
anaphylaxis	アナフィラキシー
anatomy	解剖学
anemia	貧血
anemic	貧血様
anesthesia	麻酔
aneurysm	動脈瘤
angina	アンギナ
angina pectoris	狭心症
anginal attack	狭心発作
anginal pain	狭心痛
angioedema	血管性浮腫
angiography	血管造影法
anion	陰イオン
anomaly	異常
anorectum	会陰
anorexia	食欲不振

anosmia	嗅覚消失
anovulation	無排卵
anoxia	無酸素
antacid	制酸薬
anterior	前側の
antibiotic	抗生物質
antibody	抗体
anticoagulant	抗凝固薬
anticonvulsant	抗痙攣薬
antidepressant	抗うつ薬
antidiuretic	抗利尿薬
antigen	抗原
antihistamine	抗ヒスタミン薬
antihypertensive	降圧薬
antiinflammatory	抗炎症性の
antimicrobial	抗菌薬
antipsychotic	抗精神病薬
antrum	前庭
anuria	無尿
anus	肛門
anxiety	不安
aorta	大動脈
aortic	大動脈の
aortitis	大動脈炎
apathetic	無表情
apathy	感情鈍麻，無関心，無感情
apex	尖部、頂

apex beat	心尖拍動
aphasia	失語症
aphtha	アフタ
apical	尖端の
aplasia	形成不全
aplastic	再生不良性の
apnea	無呼吸
appendicitis	虫垂炎
appetite	食欲
apraxia	失語症
arousal	覚醒
arrest	停止
arrhythmia	不整脈
arteriovenous	動静脈
artery	動脈
arthralgia	関節痛
arthritis	関節炎
artificial abortion	人工流産
ascending	上行性の
ascites	腹水
aspiration	吸引
asthenic	無力症の
asthma	喘息
asymmetric	非対称性の
asymmetrical	非対称性
asymmetry	非対称、左右不同
asymptomatic	無症候性の

ataxia	運動失調
ataxic	運動失調性
atelectasis	無気肺
atherosclerosis	アテローム性動脈硬化
athlete's foot	みずむし
atopic	アトピー性の
atrial	心房の
atrioventricular	房室の
atrophy	萎縮
attack	発作
atypical	非定型の
auditory	聴覚性の
auscultation	聴診
autoimmune	自己免疫性の
autologous	自己由来の
autonomic	自律神経性の
autosomal	常染色体性の
axillary	腋窩
axis	軸性の
azotemia	高窒素血症，窒素過剰血症
Babinski	バビンスキー（反射）
bacillus	桿菌
bacteremia	菌血症
bacterium, (pl) bacteria	細菌
balloon	バルーン（特に尿道カテーテル）
base	塩基，基礎

belching	おくび
benign	良性の
beriberi	脚気
bicarbonate	重炭酸イオン，炭酸水素イオン（HCO_3^-）
bilateral	両側性の
biceps	上腕二頭筋（反射）
bile	胆汁
biliary	胆汁の，胆管の，胆道の
bioavailability	生物学的利用率
bladder	膀胱
bleeding	出血
blood	血液
blood pressure	血圧
bloody sputum	血痰
bolus	急速投与
bone	骨
bone fracture	骨折
bowel	腸
bowel habits	排便習慣
bowel sound	腸音
brachial	上腕の
bradycardia	徐脈
brain	脳
brainstem	脳幹
branch	枝，分枝，枝分かれする
breast	乳房

breath	呼吸
breath sound	呼吸音
bronchial	気管支の
bronchiectasis	気管支拡張症
bronchitis	気管支炎
bruising	打撲傷
bruit	血管雑音
buccal mucosa	頬腔内粘膜
bulimia	過食症
bulla, (pl) bullae	水疱泡
burden	荷重
burn	熱傷
butterfly like	蝶形
bypass	側副路
cachexia	悪液質
calculus, (pl) calculi	結石
calor	熱感
cancer	癌
candida	カンジダ属
capillary	毛細管
capillary pulsation	毛細動脈拍動
carcinoid	カルチノイド，類癌腫
carcinoma	癌，癌腫
cardiac	心臓の
cardiogenic	心原性の
cardiomegaly	心肥大

cardiomyopathy	心筋症
cardiopulmonary	心肺の
cardiovascular	心血管系の
caries	う歯
carotid	頸動脈
carpal	手根の
cartilage	軟骨
cast	ギブス，円柱
catabolism	異化（作用）
catheter	カテーテル
cation	陽イオン
cavity	腔，う歯
celerity	速さ（脈の）
celiac	腹腔の
cellular	細胞の
central nervous system	中枢神経系
cerebellar	小脳の
cerebral	大脳の
cerebrospinal	脳脊髄の
cerebrovascular	脳血管の
cervical	頸部の，頸管の
cervical	頸部
chaddock	チャドック（反射）
chemotherapy	化学療法
chest	胸部
chest oppression	胸部圧迫感
chest pain	胸痛

chest wall	胸壁
chickenpox	水痘
chill	悪寒
cholangitis	胆管炎
cholecystitis	胆嚢炎
cholelithiasis	胆石症
cholestasis	胆汁うっ帯
cholinergic	コリン作動性の
chorea	舞踏病
chronic	慢性の
circadian	概日性の
circulation	循環
cirrhosis	硬変症
claudication	跛行
clearance	クリアランス
clostridium	クロストリジウム属
clot	血餅
clubbing	(太鼓) ばち指
coagulation	凝固
coarse	粗大な
cognitive	認知の
cold	感冒, 冷気
colicky pain	疝痛
colitis	大腸炎
collapse	虚脱
collateral	側副の
colon	結腸

coma	昏睡
comatose	昏睡の
comapatible	適合性の
compensatory	代償性の
complaint	訴え
complications	合併症
concentration	濃度
conduction	伝導
confusion	錯乱
congenital	先天性の
congestive	うっ血性の
congestion	うっ血
conjunctival	結膜の
connective	結合性の
conscious level	意識レベル
consciousness	意識
consciousness disturbance	意識障害
constipation	便秘
constriction	狭窄，収縮
constriction of masseter	咬筋運動
contact lens	コンタクトレンズ
contaminate	汚染する
contour	輪郭
contraceptive	避妊薬
contraction	収縮，攣縮
contraindicated	禁忌の
conventional	通常の

convulsion	痙攣
coordination	協調運動
cor	心臓
cord	索
cornea	角膜
corneal	角膜の
corneal reflex	角膜反射
coronary	冠状の, 冠血管の
cortex, (pl) cortices	皮質
costabdominal	胸腹式
costal	胸式
cough	せき
cramp	痙攣
cramping	痙攣
cranial	頭蓋の
creatinine(Cr)	クレアチニン
crisis, (pl) crises	急性発症, クリーゼ
criterion, (pl) criteria	判定基準
crystal	結晶
cutaneous	皮膚の
cyanosis	チアノーゼ
cyanotic	チアノーゼ様
cystic	嚢胞の
cystitis	膀胱炎
cytochrome	チトクローム
cytology	細胞学
cytotoxic	細胞毒の

dead on arrival(DOA)	死亡来院
deafness	難聴，聴覚障害
death birth	死産
debridement	壊死組織切除，デブリ
decompression	減圧
decubitus	褥瘡，臥位
decreased	減弱
defect	欠損
defense	（筋性）防御
deficiency	欠乏症
deficit	欠損
deformity	変形
degeneration	変性
dehydration	脱水
delirium	せん妄
delivery	分娩，出産
dementia	痴呆
denervation	除神経
density	密度
dentition	歯
dentures	義歯
depletion	枯渇
deposit	沈着物
depression	憂うつ，うつ病
depressive state	抑うつ状態
dermatitis	皮膚炎
dermatomyositis	皮膚筋炎

dermis	真皮
descending	下行性の
deterioration	悪化
deviation	偏位
diabetes	糖尿病
diadochokinesis	変換運動障害
diagnosis, (pl) diagnoses	診断
dialysis	透析
diaphragm	横隔膜
diarrhea	下痢
diastolic	拡張期の，弛緩性の
differential diagnosis	鑑別診断
diffuse	拡散する
digestive	消化性の
digital	デジタルの，指の
dilation, dilatation	拡大，拡張
diplopia	複視
disc	乳頭（眼底の）
discharge	分泌，退院
discoloration	退色・変色
discomfort	不快感
disease-free	無病の
disorder	障害
disorientation	失見当識
dissection	切開，解剖
disseminated	播種性の
dissociation	解離

distal	遠位の
distention	膨脹
distribution	分布
disturbance of consciousness	意識障害
diuretic	利尿
dizziness	めまい（感）
dorsal	背側の
dorsalis pedis artery	足背動脈
dosage	用量，線量
dose	用量，投与量，線量
double vision	複視
drainage	排液法
drug	薬，薬物，薬剤
dry	乾燥した
duct	管
dull pain	鈍痛
duodenal	十二指腸の
duration	持続時間
dwarfism	小人症
dysarthria	構音障害
dyscalculia	計算困難
dysesthesia	知覚異常，感覚異常
dysfunction	機能障害
dysmenorrhea	月経困難
dysmetria	測定障害
dysorientation	見当識障害
dyspepsia	消化不良

dysphagia	嚥下困難
dysplasia	異形成（症），形成異常（症）
dyspnea	呼吸困難
dyspnea on exertion（DOE）	労作時呼吸困難
dystonia	筋緊張異常
dystrophy	異栄養（症），形成異常（症）
	ジストロフィー
dysuria	排尿障害
ears	耳
ecchymosis	斑状出血
echocardiography	心エコー検査（法）
ectopic	異所性の
eczema	湿疹
edema	浮腫
edematous	浮腫状
effort angina	労作（性）狭心症
effusion	滲出液
ejection	駆出
elastic	弾性の
electrocardiogram (ECG)	心電図
elimination	除去，排出，解毒
embolus,（pl）emboli	塞栓
embolism	塞栓症
embolization	塞栓形成（術）
emotional	情動（性）の
emotional disturbance	情緒障害

emphysema	（肺）気腫
empirical, empiric	経験的な
encephalitis, (pl) encephalitides	脳炎
encephalopathy	脳症
endodiastolic	拡張終末（期）の
endocarditis	心内膜症
endocrine	内分泌系
endogenous	内因性の
endometrial	子宮内膜の
endometriosis	子宮内膜症
endoscopic	内視鏡的な
endothelial	内皮の
endotoxin	内毒素
endo-stage	末期の
enema	浣腸，注腸
enteral	腸内の，経腸的な
enteric	腸（内）の，腸溶性の
envelope	外皮
enzyme	酵素
eosinophilic	好酸球の
epidemic	流行性の
epidural	硬膜外の
epigastric distress	胃部不快感
epilepsy	てんかん
epileptic seizure	てんかん発作
epistaxis	鼻出血

epithelial	上皮の
eructation	げっぷ
eruption	皮疹, 発疹
erythema	紅斑
erythrocyte	赤血球
erythropoietin	エリスロポイエチン
escape	逸脱
esophagitis	食道炎
esophageal	食道の
essential	必須の, (本態性)
etiology	病因論
examination	検査, 試験
excess	過剰
excessive tearing	涙液過多
exclude	除外する
excretion	排泄
exogenous	外因性の, 外来性の
exophthalmos	眼球突出
expansion	拡大
expiratory	呼気 (性) の
exposure	曝露, 被爆
extend	伸展する
extensive	広範な
extensor	伸筋
external	外部の
external canal	外耳道
extracellular	細胞外の

extracellular fluid (ECF)	細胞外液
extrapyramidal	錐体外路の
extra sound	過剰（心）音
extremity	四肢
exudates	滲出物
eye	眼
eye lids	まぶた
eye movement	眼球運動
eyeballs	眼球

facial color	顔色
facial expression	表情
failure	不全，失敗
false-negative (positive)	偽陰（陽）性の
fasciculation	線維束性攣縮
fasting	絶食
fat	脂肪
fatal	致死的な
fatigue	疲労
febrile	熱（性）の
fecal	糞便の
feces	糞便
female	女性
femoral	大腿の
fertility	受胎能
fetal	胎児の
fetal distress	胎児切迫仮死

fever	発熱
fibrillation	細動
finding	所見
fine	微細な
finger-nose test	指鼻試験
fistula	瘻（孔）
flexion	屈曲
flora	（微生物の）叢，植物相
flow	流れ
flu	感冒
fluctuation	波動
fluid	液体，体液
flush	紅潮
flushing	潮紅
flutter	粗動
focal	限局的な，巣状の
fold	ひだ
follicular	小胞の
foramen	孔
foreign body	異物
fossa	窩，溝
fracture	骨折
fragile	脆弱な
free	～のない，自由な
frontal	前面の，前頭の
friction rub	心膜摩擦音
full-term deliveries	満期分娩

fundus, (pl) fundi	眼底
fungal	真菌の
fusion	融合
gait	歩行，歩調
gait disturbance	歩行障害
gallbladder	胆のう
gallop	奔馬調律
ganglion, (pl) ganglia	神経節
gangrene	壊疽
gastric	胃の
gastric juice	胃液
gastritis	胃炎
gastroenteritis	胃腸炎
gastrointestinal (GL)	胃腸の
gaze	注視
gender	性
general	一般の
general	全身
general fatigue	全身倦怠感
generate	産生する
genetic	遺伝的な
genital	生殖の，性器の
genitalia	生殖器
genito-reproductive	生殖器系
genome	ゲノム
gestation	妊娠

gigantism	巨人症
gingiva	歯肉
gingival	歯肉の
gland	腺
glasses	メガネ
glaucoma	緑内障
glioma	神経膠腫
glomerular	糸球体の
glomerulonephritis	糸球体腎炎
glycosuria	糖尿
goiter	甲状腺腫
gonadal	生殖腺の
gonorrhea	淋病
Gordon	ゴードン（反射）
gout	痛風
graft	移植片，移植
grand mal seizure (attack)	大発作
granular	顆粒状の
granulocyte	顆粒球
granulomatous	肉芽腫（性）の
growth	発育，成長，増殖
gut	腸
gynecomastia	女性化乳房
Haemophilus	ヘモフィルス属
hallucination	幻覚
hamartoma	過誤腫

harsh	喘鳴
headache	頭痛
hearing	聴力・聴覚
heart	心臓
heart rate	心拍数
heartburn	胸やけ
heel-knee test	膝踵試験
height	身長
hemaglutination	赤血球凝集
hematemesis	吐血
hematologic	血液学的な
hematoma	血腫
hematopoietic	造血器系の
hematuria	血尿
hemiparesis	半身麻痺
hemiplegia	半身不随
hemisphere	半球
hemochromatosis	血色素症
hemodialysis (HD)	血液透析
hemodynamic	血行力学的な
hemoglobin (Hb)	ヘモグロビン
hemolytic	溶血性の
hemophilia	血友病
hemoptysis	喀血
hemorrhage	出血
hemorrhoid	痔核
hemostasis	止血

hepatic	肝臓の
hepatitis	肝炎
hepatocellular	肝細胞 (性) の
hepatomegaly	肝腫大
hepatosplenomegaly	肝脾腫
hepatotoxicity	肝毒性
hereditary	遺伝 (性) の
herniation	ヘルニア形成
herpes	ヘルペス，疱疹
hilar	門の
hip	臀部
histologic	組織学の
history of venereal disease	性病歴
hoarseness	嗄声
Hoffman	ホフマン (反射)
homeostasis	恒常性
homology	相同性
horizontal	水平な
hormone	ホルモン
humoral	体液 (性) の
hybridization	雑種形成，交雑，ハイブリッド形成 (法)
hydration	水分補給，水和
hydrocephalus	水頭症
hyperactive	亢進
hyperactivity	機能亢進，多動
hyperbilirubinemia	高ビリルビン血症

hypercalcemia	高カルシウム血症
hypercalciuria	高カルシウム尿症
hypercapnia	過炭酸症
hypercholoesterolemia	高コレステロール血症
hyperglycemia	高血糖（症）
hyperinsulinemia	高インスリン血症
hyperkalemia	高カリウム血症
hyperkeratosis	角質増殖
hyperlipidemia	高脂血症
hypernatremia	高ナトリウム血症
hyperparathyroidism	副甲状腺機能亢進症
hyperphosphatemia	高リン酸塩血症
hyperpigmentation	色素沈着過剰
hyperplasia	過形成，増殖（症）
hyperprolactinemia	高プロラクチン血症
hypersecretion	分泌過多
hypersensitivity	過敏症，過感受性
hypertension	高血圧（症）
hyperthermia	温熱療法
hyperthyroidism	甲状腺機能亢進症
hypertrophy	肥大，肥大する
hyperuricemia	高尿酸血症
hyperventilation	過換気
hypoalbuminemia	低アルブミン血症
hypocalcemia	低カルシウム血症
hypoglycemia	低血糖（症）
hypogonadism	性腺機能低下症

hypokalemia	低カリウム血症
hyponatremia	低ナトリウム血症
hypoparathyroidism	副甲状腺機能低下症
hypopituitarism	下垂体機能不全
hypoplasia	発育不全
hypotension	低血圧（症）
hypothalamic	視床下部の
hypothermia	低体温
hypothyroidism	甲状腺機能低下症
hypotonic	低緊張性
hypovolemia	換気過少
hypoxemia	低酸素血症
hypoxia	低酸素（症）
iatrogenic	医原性の
I.C.S. (intercostal space)	肋間腔
icterus	黄疸
idiopathic	特発性の
idiosyncratic	特異体質の
ileum	回腸
ileus	腸閉塞（症），イレウス
iliac	腸骨の
imbalance	不均衡
immature	未成熟な
immediate	即時（型）の
immune	免疫（性）の
immunization	免疫法，免疫化処置

immunodeficiency	免疫不全
immunoglobulin (Ig)	免疫グロブリン
immunologic	免疫学的な，免疫学上の
immunosuppressive	免疫抑制性の
impairment	障害，欠陥
impotence	性交不能
inactive	不活性な
incidence	発生率
incision	切開
include	含む
incontinence	失禁
induce	誘発する，誘導する
ineffective	無効な
infancy	乳幼期
infarction	梗塞
infect	感染する
infection	感染
inferior	下の，劣性の
infertility	不妊症
infiltration	浸潤
inflammation	炎症
influenza	流行性感冒，インフルエンザ
infusion	注入
ihgestion	（経口）摂取，食物摂取
inguinal	鼠径部
inhalation	吸息，吸入（法），吸入薬
inherited	遺伝性の

injection	注射
inoculation	接種
inotropic	変力性の
insomnia	不眠（症）
inspiratory	吸気（症）の
instability	不安定性
insufficiency	不全
insulin	インスリン
intact	無傷の
intensity	強度
intentional tremor	企図振戦
interferon (IFN)	インターフェロン
interleukin (IL)	インターロイキン
intermediate	中間の，中間体
intermenstrual bleeding	月経間出血
intermittent	間欠性の
intermittent claudication	間歇性跛行
intermittent pain	間歇痛
internal	内部の
interstitial	間質（性）の
intervention	介入，侵襲
intestinal	腸の
intolerance	不耐性，不耐症
intoxication	中毒
intraabdominal	腹腔内の
intraarterial	動脈内の
intracardiac	心臓内の

intracellular	細胞内の
intracerebral	脳内の
intrahepatic	肝内の
intraluminal	腔内の
intramuscular	筋肉内の
intravascular	血管内の
intravenous	静脈内の
intrinsic	内因性の
intubation	挿管
invasive	侵襲性の
involuntary	不随意性の
involvement	関与
iris	虹彩
iron (Fe)	鉄
irradiation	照射
irradiation pain	放散痛
irreg	不整
irregular	不規則な
irregular pulse	脈の不整
irreversible	不可逆的な
irritability	被刺激性
irritation	刺激作用
ischemia	虚血
islet	(小) 島 (特に膵のランゲルハンス島)
jaundice	黄疸

jaw jerk	下顎（反射）
jejunum	空腸
joint	関節
jugular	頸の，頸静脈の
junctional escape	結節性補充収縮
juxtaglomerular	旁糸球体の，糸球体近傍の
keratitis	角膜炎
keratoconjunctivitis	角結膜炎
Kernig	ケルニッヒ（徴候）
ketoacidosis	ケトアシドーシス
kidney	腎臓
knee	膝
kyphoscoliosis	脊柱後側彎（症）
kyphosis	後彎
labile	不安定な
labor	分娩
lactation	乳汁分泌
laparoscopy	腹腔鏡検査
laryngeal	咽頭の
last menstrual period	最終月経
latent	潜在の
lateral	外側の
laxative	緩下薬
leakage	漏出
leg	脚

lens	レンズ
lesion	病変，病巣
lethal	致死的な
lethargy	嗜眠
leukemia	白血病
leukocyte	白血球
leukocytosis	白血球増加（症）
leukopenia	白血球減少（症）
leukoplakia	白斑症
leukorrhea	帯下
Levine N/VI	レバインN度
light headeness	ふらふらする
light reflex	対光反射
lip	口唇
liquid	液体
liver	肝臓
living children	生児
lobe	葉
local	局所の
loose	緩んだ
loss	失う
lordosis	側彎
lower	低い
lumbago, low back pain	腰痛
lumbar	腰部の，腰椎の
lumen	管腔
lung	肺

lupus	狼瘡，ループス
luteal	黄体の
lymph	リンパ（液）
lymph node	リンパ節
lymphadenitis	リンパ節炎
lymphadenopathy	リンパ節腫脹
lymphangitis	リンパ管炎
lymphedema	リンパ浮腫
lymphocyte	リンパ球
lymphocytosis	リンパ球増加症
lymphoid	リンパ球様の
lymphoma	リンパ腫
lysis	（細胞）溶解
macrocytic	大（赤血）球（性）の
macroscopic	巨視的な
macule	斑，斑紋（macula 網膜黄斑）
malabsorption	吸収不良
malaise	倦怠感，疲労感
malaria	マラリア
male	男性
malformation	形成異常
malignant	悪性の
malnutrition	栄養不良
mammalian	ほ乳類の
mammary	乳房の
mammography	乳房撮影

mandatory	必須の
manifestation	徴候
margin	縁
mask-like	仮面様
mass	塊
massive	大量の，塊状の
mast cell	肥満細胞
mastectomy	乳房切除 (術)
maternal	母性的な
matter	物質，物体
maturation	成熟
maxillary	上顎の
MCL (midclavicular line)	鎖骨中線
measles	麻疹，はしか
mechanical	機械的な
median	正中の，中央値
mediastinum	縦隔
medication	投薬
medulla	髄質
megacolon	巨大結腸症
megakaryocyte	巨核球
megaloblastic	巨赤芽球 (性) の
melanoma	黒色腫
melena	下血，血便
membrane	膜
memory	記憶
memory impairment	記憶障害

menarche	初経
meningeal	髄膜の
meningeal sign	髄膜刺激症状
meningioma	髄膜腫
meningitis, (pl) meningitides	髄膜炎
menopause	閉経
menses	月経
menstrual	月経の
mental	精神的な
mental function	精神機能
mesangial	メサンギーム[糸球体間質(性)]の
mesenteric	腸間膜の
metabolism	代謝
metaplasia	異形成
metastatic	転移性の
meteorism	鼓腸
microalbuminuria	ミクロアルブミン尿症
microaneurysma	細動脈瘤
microangiopathic	細小血管の
microscopic	顕微鏡の
microvascular	微小血管の
midline	正中線
migraine	片頭痛
migration	遊走
mild	軽症の
min.	分
miosis	縮瞳

misdiagnosed	誤診の
mitochondrial	ミトコンドリアの
mitral	僧帽状の，僧帽弁の
mix	混合する
mobility	可動性
moist	湿潤
molecular	分子の
monoclonal	単クローンの
mononuclear	単核（性）の
monoxide	一酸化物
moon face	満月様顔貌
morbidity	罹患率
morphology	形態学
mortality	死亡率
motility	運動性
motion	運動，便通
motor	運動の
motor disturbance	運動障害
mouth	口
mouth odor	口臭
mucocutaneous	粘膜皮膚の
mucosal	粘膜の
mucous	粘液の
multifocal	多病巣性の
multiple	多数の
mumps	おたふく風邪
murmur	雑音

muscle	筋肉
muscle atrophy	筋萎縮
muscle strength	筋力
muscle tonus	筋緊張
muscle weakness	筋力低下
musculoskeletal	筋骨格系の
mutation	（突然）変異
myalgia	筋肉痛
myasthenia	筋無力症
mycobacterium	放線菌属，ミコバクテリウム属
mycoplasma	マイコプラズマ属
mydriasis	散瞳
myelitis	脊髄炎
myeloma	骨髄腫
myocarditis	心筋炎
myocardial	心筋の
myopathy	筋障害
myositis	筋炎
nail	爪
nail change	爪の変化
narcolepsy	睡眠発作，ナルコレプシー
nasal hemorrhage	鼻出血
nasal obstruction	鼻閉
nasopharyngeal	鼻咽頭の
nausea	悪心，嘔気
neck	首

necrosis	壊死
neonatal	新生児の
nephritis	腎炎
nephrolithiasis	腎結石症
nephropathy	腎症
nephrotoxicity	腎毒性
nerve	神経
nervous	神経の
nervousness	神経質
neuralgia	神経痛
neuritis	神経炎
neurogenic	神経原性の
neurologic	神経学的な
neuron	ニューロン，神経単位
neuropathy	神経障害
neutropenia	好中球減少（症）
neutrophil	好中球，中性親和性
nevus	母斑
newborn	新生児
night sweats	寝汗
nightmare	悪夢
nipple	乳頭
nocturia	夜間多尿症
nocturnal	夜行性の，夜間の
node	結節
nodular	結節性の
noise	雑音

noninvasive	非侵襲的な，非観血的な
nonspecific	非特異的な
non-productive cough	乾性咳
norepinephrine	ノルエピネフリン
normal	正常
normocytic	正（赤血）球（性）の
nose	鼻
nosocomial	病院の，院内の
novel	新規な
nuchal rigidity	項部強直
nucleus, (pl) nuclei	核
nutrition	栄養
nystagumus	眼振

obesity	肥満
obeservation	所見
obstruction	閉塞
occipital	後頭の
occlusion	閉塞
occult	不顕性の
occupational	職業の
ocular	眼球の
ocular position	眼球の位置
odor	匂い
offspring	子孫
olfactory	嗅覚の
oliguria	乏尿

onset	発症
open	解放性の，直視下の
operation	手術
ophthalmic	眼の
opportunistic	日和見の
optic	視覚の
oral	口の
orbital	眼窩の
organ	器官
organism	生物
organomegaly	臓器腫大
orientation	見当識
origin	起源
oropharyngeal	口咽頭の
orthopnea	起坐呼吸
orthostatic	起立性の
os, (pl) ossa	骨，口
osmolality	浸透圧
osteoarthritis (OA)	変形性関節症
osteolytic	溶骨性の
osteomalacia	骨軟化
osteomyelitis	骨髄炎
osteoporosis	骨粗鬆症
otitis	耳炎
ovarian	卵巣の
overdose	過量投与
ovulation	排卵

pain	痛み，疼痛
palate	口蓋
pale	蒼白な
pallor	蒼白
palmar erythema	手掌紅斑
palpation	触診
palpable	触知可能な
palpebral fissure	瞼裂，眼裂
palpitation	心悸亢進・動悸
palsy	不全麻痺
pancreas	膵臓
pancytopenia	汎血球減少症
panic	恐慌，パニック
papillary	乳頭（状）の
papilla, (pl) papillae	乳頭
papilledema	乳頭浮腫，うっ血乳頭
papule	丘疹
paralysis	麻痺
parasite	寄生生物，寄生体（虫）
parasympathetic	副交感神経（性）の
parathyroid	副甲状腺
parenchymal	実質（性）の
parenteral	非経口的な
paresis	不全麻痺
paresthesia	異常感覚
parietal	壁側の，腹壁の，頭頂の

parkinsonism	パーキンソン症候群
paroxysmal	発作（性）の
paroxysmal nocturnal dyspnea	発作性夜間呼吸困難
passive	受動的な
pathogenesis	病原（論），病因（論）
pathologic	病的な
pathologically	病理学的に
patient	患者
pediatric	小児科（学）の
pedigree	血統
pelvic	骨盤の
penetrate	貫通する
penile discharge	陰茎分泌物
penis	陰茎
peptic	消化性の
peptide	ペプチド
percussion	打診
percutaneous	経皮的な
perforation	穿孔
perfusion	灌流
pericardium	心膜
peripheral	末梢の
peripheral edema	末梢性浮腫
peritoneal	腹膜の
peritonitis	腹膜炎
pernicious anemia	悪性貧血
persistent	持続性の

persistent pain	持続痛
pertussis	百日咳
petechiae	点状出血
petit mal attack	小発作
pH	水素イオン濃度, pH
pharmacologic	薬理的な
pharyngeal reflex	咽頭反射
pharyngitis	咽頭炎
pharynx	咽頭
pheochromocytoma	褐色細胞腫
phlebitis	静脈炎
physical	身体的な
physical examination	理学的所見, 身体的所見
physiologic	生理的な
pigmentation	色素沈着
pituitary	下垂体 (性) の
plaque	プラーク
platelet	血小板
pleural	胸膜の
PMI.(point of maximum intensity)	最強点
pneumonia,(pl)pneumoniae	肺炎
pneumothorax	気胸
pollaki(s)uria	頻尿
polyarteritid	多発 (性) 動脈炎
polyclonal	多クローン性の
polycythemia	赤血球増加症

polydipsia	多飲多尿
polymyositis	多発（性）筋炎
polyneuropathy	多発（性）ニューロパシー（神経障害）
polyp	ポリープ
polyphagia	多食
polyposis	ポリープ症，ポリポーシス
polyuria	多尿（症）
pons	橋
porcine	ブタの
porphyria	ポルフィリン症
portal	門脈の
position	姿勢
postauricular	後耳介の
post-coital bleeding	性交後出血
posterior	後側の
postmenopausal	閉経後の
postoperative	術後の
postpartum	分娩後の
postprandial	食後の
posture	体位，姿勢
precipitate	沈殿する，沈殿物
precocious	早発性の
pregnancy	妊娠
preload	前負荷
premature	早発の
premature delivery	早産

preoperative	手術前の
prevalence	有病率
prevention	予防
probe	探針
productive cough	湿性咳
prognosis	予後
prolapse	逸脱, 脱出
proliferation	増殖
prone	腹臥の
prophylaxis	予防
prostate	前立腺
proteinuria	蛋白尿
prothrombin	プロトロンビン
proximal	近位の
pruritus	掻痒症
pseudomembranous	偽膜性の
psoriasis	乾癬
psychiatric	精神医学的
psychomotor	精神運動の
psychosis	精神病
ptosis	(眼瞼) 下垂
puberty	思春期
pulmonary	肺の, 肺動脈の
pulsatile	拍動の
pulse	脈拍
puncture	穿刺
pupils	瞳孔

purpura	紫斑 (病)
purulent	化膿 (性) の
pus	膿
pustule	膿疱
pyelonephritis	腎盂腎炎
pyogenic	化膿 (性) の
pyorrhea	膿漏
pyuria	膿尿
radial	橈骨の
radiation	照射
radical	根治的な
radius	橈骨
rales	ラ音
rash	発疹
rate	割合, 率 (速度的な)
Raynaud's phenomenon	レイノー現象
reabsorption	再吸収
reaction	反応
rebound	反跳
recessive	劣性の
recipient	受容者, レシピエント
reciprocal	相互の
recognition	認識
rectal	直腸の
rectal bleeding	直腸出血
recurrent	繰り返す, 再発性の

reentry	リエントリー（再入）
referred pain	放散痛，関連痛
reflex	反射
reflux	逆流
refractory	不応性の
reg.	整
regurgitation	逆流
rejection	拒絶
relapse	再発
renal	腎臓の
renal calculi	腎結石
renovascular	腎血管の
replacement	置換
replication	複製
repolarization	再分極
resection	切除
reservoir	貯蔵庫（所）
residual	残渣の
resistance	抵抗
resp.	呼吸
respiratory	呼吸の
restlessness	不穏状態
resuscitation	蘇生
retardation	遅延
retention	保持
reticulocyte	網状血管
retinal	網膜の，レチナール

retinopathy	網膜症
retrograde	逆行性の
retroperitoneal	腹膜後の
retrosternal	胸骨後方の
revascularization	再生血管, 血行再建
rhabdomyolysis	横紋筋融解症
rheumatic	リウマチ (症) の
rheumatoid	リウマチ様の
rhinitis	鼻炎
rhinorrhea	鼻汁, 鼻漏
rhonchus, (pl) rhonchi	ラ音
rhythm	リズム
rigid	硬直性の
rigidity	硬直
Romberg	ロンベルグ (現象)
Rossolimo	ロッソリーモ (反射)
rubor	発赤
runble	ランブル
rupture	破裂
sac	嚢, 胞
sacral	仙骨の, 仙椎の
saline	食塩水
salivary	唾液の
salivary gland	唾液腺
salpingitis	卵管炎
sarcoidosis	サルコイドーシス

sarcoma	肉腫
sarcoplasmic	筋形質の
saturation	飽和
scale	鱗屑，目盛
scalp	頭皮
scar	瘢痕
Scheie	シャイエ（分類）（高血圧性眼底）
schizophrenia	統合失調症
sclerae	強膜
scleroderma	強皮症
sclerosis	硬化症
scoliosis	前彎，脊椎側彎症
scotomata	（網膜上）の暗点
Scott	スコット（分類）
scratch	擦傷
scrotum	陰嚢
secretion	分泌
sedation	鎮静
sedimentation	沈降
seizures	発作，痙攣
sella	鞍
semicomatose	半昏睡
senile	老年（老人）（性）の
sensation	知覚
sensory	知覚の
sensory disturbance	知覚障害
sepsis	敗血症

septal	中隔の
sequela, (pl) sequelae	後遺症
shear stress	ずり応力
Shigella	赤痢菌属
shock	ショック
shortness of breath(SOB)	息切れ
shunt	短絡
sibling	同胞
sicca	乾燥
sickness	病気
sickle	鎌状の
sigmoid	S字形の
silent	無症候性の
sinus	洞
sinusitis	副鼻腔炎，静脈洞炎
sitting	座位
skeletal	骨格の
skin	皮膚
skull	頭蓋
sleeping habits	睡眠習慣
sleeplessness	不眠
sludge	汚泥
sluggish	低下（瞳孔反応で）
smallpox	天然痘
smear	塗抹標本
smell	嗅覚
sneeze	くしゃみをする

snore	いびきをかく
sodium(Na)	ナトリウム
soft palate	軟口蓋
solitary	孤立性の
somatic	体（性）の，身体の
somnolence	傾眠
sore	ひりひりする
sore throat	咽頭痛
sparse	希薄な，まばらな
spasm	けいれん
spastic	麻痺性
specific	特異的な
specimen	検体
spectrum	スペクトル
speech	言語
sperm	精子
sphenoid	蝶形骨の
sphere	球
sphincter	括約筋
spinal	脊髄の
spine	脊髄
spleen	脾臓
splenomegaly	巨脾腫
spondylitis	脊髄炎
spontaneous	自発（性）の
sporadic	散発性の
sputum	痰

squanous	鱗状の
stable	安定な
standing	立位
stasis	うっ滞，静止
station	起立
stature	体格，身長
stenosis, (pl) stenoses	狭窄（症）
stent	ステント
sterile	生殖不能の，無菌の
sternocleidomastoid m.	胸鎖乳突筋

Stewart-Holmes
  rebound phenomenon
	スチュワートホルムスリバウンド
	  現象

stiffness	硬直
stigma, (pl) stigmata	紅班
stomach	胃
strabismus	斜視
streak	線条
stridor	喘鳴
stroke	卒中
stupor	昏迷
stuporous	昏迷の
subacute	亜急性の
subarachnoid	クモ膜下の
subclavian	鎖骨下の
subclinical	不顕性の
subcutaneous	皮下の
subdural	硬膜下の

subluxation	亜脱臼，不全脱臼
substitution	置換
sudden	突然の
suicide	自殺
sunburn	日焼け
superficial	表在性の
supine	仰臥位，背臥の，仰臥の，仰向けの
supplementation	補充
suppurative	化膿（性）の
supraclavicular	鎖骨下，鎖骨上の
supranuclear	核上の
supraventricular	上室性の
surfactant	界面活性物質
surge	急増
surgery	外科（学），手術，（英）診療所
surrogate	代替，代理
susceptibility	感受性
swallow	嚥下する，嚥下
swallowing	嚥下
sweating	発汗
swelling	腫脹，腫大，膨化
swollen	腫大した
symmetric	対称（性）の，対側（性）の
sympathetic	交感神経（性）の
symptomatic	症候（性）の
symptom	症状
syncope	失神

synergistic	相乗的な
synovial	滑膜の
syphilis	梅毒
systemic	全身（性）の
systolic	収縮期の
tachyarrhythmia	頻脈性不整脈
tachycardia	頻脈，頻拍
tachypnea	頻呼吸症
tamponade	タンポナーデ
tap	穿刺する
teeth	歯
telangiectasia	毛細血管拡張
temperature	体温
temporal	側頭の
tenderness	圧痛
tenesmus	しぶり
tension	緊張
term	期間
testicular	精巣の
testicular pain	精巣痛，睾丸痛
testis	睾丸
tetanus	破傷風，持続性筋強直，テタヌス
thalamus	視床
therapy	治療
thickening	肥厚
thin	薄い

thirst	口渇
thoracic	胸部の，胸郭の
threshold	閾値
throat	喉
thrombocytopenia	血小板減少（症）
thrombophlebitis	血栓（性）静脈炎
thrombosis, (pl) thromboses	血栓症
thrombus, (pl) thrombi	血栓
thymus	胸腺
thyroid	甲状腺
tinea	白癬
tingling	刺痛
tinnitus	耳鳴
titer	力価
tolerance	耐性
tongue	舌
tonic	緊張性の
tonsil	扁桃
tophus	痛風結節
topical	局所的な
torsade(s) de pointes(TdP)	トルサード・ド・ポワント
tortuous	蛇行状の
touch	触覚
toxic	有毒な
trace	極微量
tracheal	気管の
transdermal	経皮性の

transfusion	輸液
transient	一過性の
trapezius m.	僧帽筋
trauma	外傷
treatment	処置，治療
tremor	振戦
triceps	三頭筋
tricuspid	三尖の，三尖弁の
tricyclic	三環系の
trigeminal	三叉神経の
triglyceride	トリグリセリド，中性脂肪
trimester	三半期
Troemner	トレムナー（反射）
tuberculosis (TB)	結核
tubular	管状の，尿細管の，気管の
tumor	腫瘍
tympanic membranes	鼓膜
ulcer	潰瘍
ulceration	潰瘍形成
ulnar	尺骨の
ultrasonography	超音波検査
umbilical	臍の
unconsciousness	意識喪失
undifferentiated	未分化の
unidentified	未同定の
unilateral	一側性の

unstable	不安定な
uremic	尿毒症の
ureteral	尿管の
urethral	尿道の
urgency	尿意切迫
uric acid	尿酸
urinary incontinence	尿失禁
urinalysis	検尿
urinary tract	尿路系
urine	尿
urticaria	じんま疹
uterus	子宮
uveitis	ブドウ膜炎
uvula	口蓋垂
vaccine	ワクチン
vagal	迷走神経の
vaginal	膣の
vagotomy	迷走神経切除
valve	弁
varicosity	静脈瘤
varix, (pl) varices	静脈瘤
vascular	血管の
vascular spider	クモ状血管腫
vasculitis, (pl) vasculitides	血管炎
vasoconstriction	血管収縮
vasodilatation	血管拡張

vein	静脈
vena	静脈
venous	静脈（性）の
venous distention	静脈怒張
ventilation	換気
ventricular	心室の，脳室の
vertebral	椎骨の
vertigo	めまい（回転性）
vibration	振動感（覚）
virus	ウイルス
visceral	内臓の
vision	視覚
visual acuity	視力
visual field	視野
vital signs	生命徴候
vitiligo	白斑
vocal fremitus	音声震盪
vomit	嘔吐する，嘔吐物
vomiting	嘔吐
Wartenberg	ワルテンブルグ（反射）
watery diarrhea	水溶性下痢，漿液性下痢
weakness	衰弱，脱力
weight	体重
weight loss	体重減少
wheeze	喘鳴
wheezing	喘鳴

withdrawal	離脱
wound	創傷
wrinkle forhead	額のしわ寄せ
xanthoma	黄色腫
X-ray	X線
zoster	帯状疱疹，帯状ヘルペス

臨床現場での
会話用語

アイシーエッチ	intracranial hemorr-hage	頭蓋内出血
アウゲ	Auge[G]	眼・眼科
アウス	Auskratzung[G]	掻爬
アクス	adrenocorticotropic hormone	副腎皮質ホルモン
アクネ	acne[L]	尋常性挫瘡（にきび）
アグラ	agranulocytosis	無顆粒球症
アスケー	antistreptokinase	抗ストレプトキナーゼ
アスロ	antistreptolysin-O titer	抗ストレプトリジン-O価
アッペ	appendicitis	虫垂炎
アテ	atelectasis	無気肺
アデネク	adenoidectomy	アデノイド摘出術
アデノ	adenocarcinoma	腺癌
アテレク	atelectasis	無気肺
アトラ	abultT-cell leukemia antibody	成人T細胞白血病抗体
アナムネ	Anamnese[G]	既往歴
アプラ，アプラス	aplastic anemia	再生不良性貧血
アポ	apoplexy	脳卒中
アポる	apoplexy	脳卒中で倒れる
アミトロ	amyotrophic lateral sclerosis	筋萎縮性側索硬化症
アラエー	adenine arabinoside	アラエー（抗ウイルス剤）

アラシー	cytocine arabinoside	アラシー（抗がん剤）
アルス	advanced life support	二次救命処置
アルテ	apparent life threatening event	ニアミス
アルテ	Alte Primipara[G]	高齢初産
アルフォス	alkalline phosphatase	アルカリフォスファターゼ
アンギオ，アンジオ	angiography	血管造影
アンプタ	amputation	切断術
イーシージー	electrocardiography	心電図
イープ	end-expiratory preessure	終末呼気圧
イソプロ	isoproterenol	イソプロテレノール
イノ・ドブ	inovan-dobutrex infusion	イノバン・ドブトレックス療法
インヴァギ，インワギ	invagination	腸重積
インポ	impotence	陰萎
ヴァイタル	vital signs	生命徴候
ヴァンプ	vincristine, amethopterin, 6MP, predonisolone	ヴィンクリスチン，アトメプテリン，6-MP，プレドニソロン4者療法
ヴィンクリ	vincristine	ヴィンクリスチン
ヴェネセク	venesection	静脈切開

ヴェンプ	vincristine, endoxan, 6mercaptopterin, predonisolone	ヴィンクリスチン, エンドキサン, 6MP, プレドニソロン4者療法
ヴェンプ	vincristine, endoxan, natulan, predonin	ヴィンクリスチン, エンドキサン, ナチュラン, プレドニン4者療法
ウロ	urology	泌尿器科
ウロデル	urology and dermatology	皮膚泌尿器科
ウンテン	unten[G]	後輩, 下級医
エイズ	acquired immune deficiency syndrome	後天性免疫不全症候群
エーカーゲー	Elektrokardiographie [G]	心電図
エーシーバイパス	aorto-coronary bypass procedure	大動脈冠動脈吻合術
エース	angiotensin converting enzyme	アンギオテンシン変換酵素
エオジノ	eosinophil	好酸球
エクストラ	extrasystole	期外収縮
エクトピイ	ectopic pregnancy	子宮外妊娠
エクモ	extracorporeal membrane oxygnator	体外模型人口肺
エコー	echography	超音波検査

エスエス	Schwangerschaft[G]	妊娠
エッチエー	hepatitis A	A型肝炎
エッチエフオーヴィ	high-frequency oscillatory ventilation	高頻度振動換気
エッチビー	hepatitis B	B型肝炎
エヌクレ	enucleation	摘出
エピ	epilepsy	てんかん
エピドラ	epidural anesthesia	硬膜外麻酔
エムエムアール	measles/mumps/rubella (vaccine)	麻疹，おたふくかぜ，風疹（ワクチン）
エムティ	maternal transport	母体搬送
エルブレ	erbrechen[G]	嘔吐する
エント, エントラッセン	Entlassung[G]	退院
オーベー	ohne befund[G]	所見なし
オーベン	oben[G]	先輩，上級医
オト	oto r hinolaryngology	耳鼻咽喉科
オペ	operation	手術
オルト	orthopedic surgery	整形外科
カイザー	Kaiser-Schnitt[G]	帝王切開術
カテ	catheterization	カテーテル法
カルチ	carcinoma	癌
ギネ	gynecology	婦人科
ギネ・トコ	Gynaekologie und Tokologie[G]	婦人科産科

キント	Kinderheikunde[G]	小児科
グラニュロ	granulocyte	顆粒球
ケッチン	erythrocyte sedimentation rate	赤血球沈降速度
コアグラ	coagulation	①凝固，②尿中浮遊物存在
コアグる	coagulate	凝固する
コート	Kot[G]	糞便
コールド	chronic obstructive lung disease	慢性閉塞性肺疾患
ゴノ	gonorrhea	淋病
コンタミ	contamination	汚染
コントラ	contraindication	禁忌
コンドロ	achondroplasia	軟骨異栄養症
ザー	subarachnoidal hemorrhage	くも膜下出血
サブアラ、ズブアラ	subarachnoidal hemorrhage	くも膜下出血
サブデュラ、ズブデュラ	subdural hemorrhage	硬膜下出血
サブプロ、ズブプロ	subpraofessor	準教授
サポ	suppository	坐剤
シアベ	diabetes	糖尿病

ジーアイ	glucose-insulin(therapy)	グルコース・インスリン（療法）
ジーイー	glycerine enema	グリセリン浣腸（グリカン）
ジーエス	gestational sac	胎囊
シーカム	congenital cystic adenomatoid malformation of the lung	先天性のう胞性類上皮肺奇形
シゾ	schizophrenia	統合失調症
シッズ	sudden infant death syndrome	乳児突然死症候群
シーパップ	continuous positive airway pressure	持続気道陽圧
シンチ	scintillation	シンチレーション
ズイープ	zero end-expiratory pressure	呼気圧ゼロ
スタープ	Stabzellen[G]	桿核球
ステる / ステルベン	suterben[G]	死亡する
ストマ	enterostoma	人工肛門, 消化器ストマ
スモン	subacute myelooptico-neuropathy	スモン病
スリーエフ	sick sinus syndrome	洞不全症候群
スロービィティ	slow ventricular tachycardia	非発作性心室性頻拍

セグ	segment	分葉核
ゼク	Sektion[G]	剖検
セド	sediment	沈渣
タキる	tachycardia	頻脈になる
タップ	tap	穿刺
ダルム	Darm[G]	腸
ツァンゲ	Zangengeburt[G]	鉗子分娩
ツェーアー	carcinoma	癌
ツッカー	Zucker[G]	ブドウ糖
ツバング	Zwangsneurose[G]	強迫神経症
ツベ	tuberuculin test	ツベルクリン反応
ツモール	Tumor[G]	腫瘍
テーベー	tuberculosis	結核
テクネ	technesium	テクネシウム
デルマ	dermatology	皮膚科
テン	toxic epidermal necrolysis	中毒性表皮融解壊死
ドーカ	deoxycorticosterone acetate	酢酸デオキシコルチコステロン
ドーク	deoxycorticosterone	デオキシコルチコステロン
トーチ	toxoplasma-rubella-cytomegaloherpes	トキソプラズマー風疹ーサイトメガロヘルペス

トキソ	toxoplasmosis	トキソプラズマ症
トコ	tocology	産科 (学)
トモ	tomography	X 線断層撮影法，トモグラフィー
トリクロ	Tricloryl	トリクロリール（睡眠剤）
ドレーン	Drän[G]	導管
ドレナージ	Dranage[G],drainage	排液法
トロンボ	thrombocyte(platelet)	血小板
トンレク	tonsillectomy	扁桃腺摘出術
ナウゼア	nausea	はきけ
ナトカリ	natorium(sodium) and kalium(potassium)	ナトリウムとカリウム
ニープ	negative end-expiratory pressure	呼気終末陰圧
ニッシェ	Nische[G]	X 線造影の陰影
ネーファー	non-esterified fatty acid	非エステル型脂肪酸
ネーベン	Nebenarbeit[G]	副業（アルバイト）
ノイトロ	Neutrozellen(Neutro) [G]，neutrophil	好中球
ハーベー	hemoglobin(Hb)	血色素，ヘモグロビン
パイ	pulmonary interstitial emphysema	間質性肺気腫

バイタル	vital signs	生命徴候（脈拍，呼吸など）
ハイポ	sodium hyposulfitealcohol	ハイポアルコール
バス	balloon atrial septostomy	バルーン心房中核欠損作成術
バゾ	basophil	好塩基球
パット	paroxysmal atrial tachycardia	発作性心房性頻脈
パト	pathology	病理（学）
パフ	platelet activating factor	血小板活性化因子
バリックス	varix	静脈瘤
バル	broncho-alveolar lavage	気管支肺胞洗浄
バル	British anti-lewisite	バル（解毒剤）
バルーン	balloon catheter	尿路留置用カテーテル
ハルン	Harn[G]	尿
バン	blood urea nitrogen	血中尿素窒素
パンクロ	pancuronium bromide	パンクロニウムブロマイド
バンド	band neutrophil	単核好中球
パンペリ	panperitonitis	汎性腹膜炎
ピービイエル	periventricular leukomalacia	脳室周囲白質軟化症

ピープ	positive end-expiratory pressure	終末呼気陽圧
ヒス	Hysteria[G]	ヒステリー
ヒステロ	hysterosalpingography	子宮卵管造影
ピロステ	pyloric stenosis	ピルシュスプリング病（幽門狭窄症）
フォーエス	staphylococcal, scalded skin syndrome	ブドウ球菌性熱傷様皮膚症候群
プシ, プシコ	Psychose[G]	精神病
プノイモ	pneumoencephalography	気脳写（気脳撮影法）
ブラディ	bradycardia	徐脈
プリミ	primigravida[L]	初妊
プリミ	primipara[L]	初産
ブルート	Blut[G]	血液
プルス	Puls[G]	脈拍
プレ	Pflegerin[G]	看護師
プロスタ	prostaglandin	プロスタグランジン
プロム	premature rupture of the membranes	前早期破水
ブロンコ	bronchography	気管支造影
ブロンコ	bronchoscopy	気管支鏡検査
プンク	Punktion[C],puncture	穿刺
ベカンテ	Bekannte[C],	知己・知人
ベッケン	Beckeendlage[G]	骨盤位

ヘパプラ	hepaplastin test	ヘパプラスチンテスト
ヘマト	hematocrit	赤血球容積比、ヘマトクリット
ヘモ	hemorrhoid	痔核
ヘモる	hemorrhage	出血（する）
ヘモる	hemoptysis	喀血（する）
ヘルツ	Herz[G]	心臓
ホモ	hemosexual	男性同性愛者
ポリペク	polypectomy	ポリペクトミー
マーゲンゾンデ	Magen Zonde[G]	胃チューブ
マーゲンチューブ	Magen[G]tube[E]	胃チューブ
マオ	monoamine oxidase	モノアミン酸化酵素
マス	meconium aspiration syndrome,massive aspiration syndrome	胎便吸引症候群、羊水大量吸引症候群
マップ	mean airway pressure	平均気道内圧
マルク	Mark[G]	骨髄（穿刺）
マンマ	Mammakrebs[G]	乳癌
ムルチ	multipara[L]	経産
ムンテラ	Mundtherapie[G]	療法説明
メタ	metastasis	転移
モノ	monocyte	単球
ライト	electrolytes	電解質

ラスト	radioallergosorbent test	放射性アレルギー吸着試験
ラッセル	rasseln,Rassel[G]	ラ音（がする）
ラパ	laparotomy	開腹術
リア	radioimmunoassay	放射性免疫定量法
リスト	radioimmunosorbent test	放射性免疫吸着試験
リハビリ	rehabilitation	社会復帰
リンド	reversible ischemic neurological defect	可逆性虚血性神経障害
リンフォ	lymphocyte	リンパ球
ルー，ルーエス	Lues[G]	梅毒
ルンゲ	Lunge[G]	肺
ルンバール	lumbar puncture	腰椎穿刺
ルンバール	lumbalanasthesie[G]	腰椎麻酔法
レズ	lesbianism	女性同性愛者
レチクロ	reticulocyte	網状球
レム	rapid eye ball movement	急速眼球運動
ロイケ	leukemia	白血病
ロイコ	leukocyte	白血球
ローテ	Rote Zellen[G]	赤血球容積比，ヘマトクリット，赤血球
ワイセ	Wei β e Zellen[G]	白血球

附 　治 験 略 語

ADR	adverse drug reaction	薬物有害反応
AE	adverse event	有害事象
CLF	correcting log form	症例報告書修正用紙
CRA	clinical research associate	（依頼者側の）治験担当者
CRC	clinical research coordinator	臨床試験コーディネーター
CRF	case report form	症例報告書，ケースカード
CRO	contract research organization	開発業務受託機関
CTR	clinical trial report	治験統括報告書
DBT	double blind trial (test)	二重盲検試験
DM	data management	データマネージメント
e-PRO	electronic patient reported outcomes	電子的に収集した患者報告アウトカム
FAS	full analysis set	最大の解析集団
FPI	first patient in	最初の患者組入れ
GCP	Good Clinical Practice	医薬品の臨床試験の実施に関する基準
GLP	Good Laboratory Practice	医薬品の安全に関する非臨床試験の実施の基準
GMP	Good Manufacturing Practice	医薬品の製造管理及び品質管理に関する基準
GPMSP	Good Post-Marketing Surveillance Practice	医薬品の市販後調査の実施に関する基準
IB	investigator's brochure	治験薬概要書
IC	informed consent	インフォームド・コンセント
ICF	informed consent form	同意説明文書

ICH	international conference on harmonization of technical requirements for registration of pharmaceuticals for human use	日米 EU 三極医薬品規制調和国際会議
IDC, IDMC	Independent Data-Monitoring Committee	独立データモニタリング委員会
IEC	institutional ethics committee	施設内倫理委員会
IRB	institutional review board	施設内審査委員会
ITT	intent[ion] to treat	包括解析
IND	investigational new drug	治験薬
LPO	last patient out	最終患者観察終了
LPII	late phase Ⅱ study	後期第Ⅱ相試験
NDA	new drug application	新薬承認申請
PC, PPB	protocol compatible,per-protocol basis	選択解析
PD	pharmacodynamics	薬力学
PI	principal investigator	治験責任医師
PK	pharmacokinetics	薬物動態
POC	proof of concept study	新薬コンセプト証明のための試験
PRO	patient reported outcomes	患者報告アウトカム
QA	quality assurance	品質保証
QC	quality control	品質管理
RCT	randomised controlled trial	ランダム化比較試験
SAE	serious adverse event	重篤な有害事象
SDV	source document verification	原資料閲覧

SMO	site management organization	臨床試験マネジメント機関
SOP	standard operating procedure	標準業務手順書
TK	toxicokinetics	トキシコキネテイックス
TR	translational research	橋渡し研究

監 修・編 集

監　修
　　　北里大学医学部附属臨床研究センター教授
　　　　　　　熊谷　雄治

編　集
　　　北里大学病院　臨床試験センター
　　　　　　　佐々木　善信
　　　　　　　芳田　　貢
　　　　　　　北島　浩美

改訂カルテ精選用語集

2020 年 8 月　改訂初版 1 刷発行

定価　本体 2,500 円＋税
発行　株式会社ハイサム技研
〒541-0045　大阪市中央区道修町 3-2-5
TEL 06-6228-6061　FAX 06-6228-6062
E-mail　osaka@hisamu.jp
URL　http://www.hisamu.jp

印刷　カンナル印刷

© HISAMU CO., LTD.2020
ISBN978-4-904217-31-3